Michaël Dewitte

L'automutilation par scarification des détenus en Belgique

Michaël Dewitte

L'automutilation par scarification des détenus en Belgique

Etude descriptive longitudinale à visée analytique sur la population carcérale belge entre le 1/1/2005 et le 30/11/2005

Presses Académiques Francophones

Impressum / Mentions légales

Bibliografische Information der Deutschen Nationalbibliothek: Die Deutsche Nationalbibliothek verzeichnet diese Publikation in der Deutschen Nationalbibliografie; detaillierte bibliografische Daten sind im Internet über http://dnb.d-nb.de abrufbar.

Alle in diesem Buch genannten Marken und Produktnamen unterliegen warenzeichen-, marken- oder patentrechtlichem Schutz bzw. sind Warenzeichen oder eingetragene Warenzeichen der jeweiligen Inhaber. Die Wiedergabe von Marken, Produktnamen, Gebrauchsnamen, Handelsnamen, Warenbezeichnungen u.s.w. in diesem Werk berechtigt auch ohne besondere Kennzeichnung nicht zu der Annahme, dass solche Namen im Sinne der Warenzeichen- und Markenschutzgesetzgebung als frei zu betrachten wären und daher von jedermann benutzt werden dürften.

Information bibliographique publiée par la Deutsche Nationalbibliothek: La Deutsche Nationalbibliothek inscrit cette publication à la Deutsche Nationalbibliografie; des données bibliographiques détaillées sont disponibles sur internet à l'adresse http://dnb.d-nb.de.

Toutes marques et noms de produits mentionnés dans ce livre demeurent sous la protection des marques, des marques déposées et des brevets, et sont des marques ou des marques déposées de leurs détenteurs respectifs. L'utilisation des marques, noms de produits, noms communs, noms commerciaux, descriptions de produits, etc, même sans qu'ils soient mentionnés de façon particulière dans ce livre ne signifie en aucune façon que ces noms peuvent être utilisés sans restriction à l'égard de la législation pour la protection des marques et des marques déposées et pourraient donc être utilisés par quiconque.

Coverbild / Photo de couverture: www.ingimage.com

Verlag / Editeur:
Presses Académiques Francophones
ist ein Imprint der / est une marque déposée de
OmniScriptum GmbH & Co. KG
Heinrich-Böcking-Str. 6-8, 66121 Saarbrücken, Deutschland / Allemagne
Email: info@presses-academiques.com

Herstellung: siehe letzte Seite /
Impression: voir la dernière page
ISBN: 978-3-8416-3554-9

Table des matières

Liste des tableaux et figures

1. Introduction

Au cours de mon parcours professionnel, j'ai eu l'occasion de voir des détenus qui avalaient des objets métalliques, d'autres se sont pendus, d'autres encore se sont fait violer ou torturer par leurs pairs. Des détenus se sont mis à genou devant moi pour quémander un peu de méthadone.

D'autres faisaient grève de la faim et il y en avait aussi qui se lacéraient la peau.

Ces comportements sont tellement loin, de par leur fréquence, de ce qu'on peut rencontrer dans la population libre qu'ils mériteraient tous de faire l'objet d'une recherche. J'ai finalement opté pour l'automutilation par scarification qui était de loin le comportement le plus impressionnant à mes yeux.

Mon travail au Service Soins de Santé prisons m'a donné une vue globale des soins de santé en prison, j'ai ainsi pu constater que l'automutilation était un phénomène courant dans l'ensemble des établissements pénitentiaires. Cette réalité m'a interpellé, en tant que soignant, j'éprouve du mal à comprendre les motivations du détenu qui s'automutile. Les conséquences de ce geste sont importantes. D'une part, le détenu touché dans sa chair gardera la trace indélébile de son geste toute sa vie - la cicatrice trace sur le corps un moment intense de l'histoire personnelle et la retirer serait alors une forme de reniement (LE BRETON, 2003)-.

D'autre part, le regard des autres sur ces cicatrices difficiles à cacher risque de perturber sa vie sociale et affective.

Il est important, à mon sens, de comprendre les patients afin de mieux les soigner. Devant le manque de données, je me suis donc lancé dans une recherche sur ce phénomène non exploré en Belgique.

Les objectifs poursuivis par cette étude sont multiples :

- connaître l'ampleur du problème ;
- connaître la population à risque ;
- confronter les études existantes aux résultats de cette recherche ;
- comparer les déterminants de l'automutilation de la population libre à ceux de la population incarcérée.

Cinq parties jalonnent cet ouvrage.

Dans un premier temps, par la description de texte légaux et de la littérature, je tenterai de vous emmener en prison. C'est une étape nécessaire pour mieux comprendre l'état d'esprit des détenus qui y vivent. Quand nous aurons mieux cerné les détenus, ce sont les automutilateurs de la population générale et de la population carcérale que je vous décrirai.

Ensuite, je vous exposerai la méthode employée pour mener cette recherche. Vous aurez ainsi l'occasion de lire une description détaillée du questionnaire qui est à la base de ce travail.

La troisième partie est le recueil des résultats obtenus.

Nous poursuivrons par une discussion autour des résultats, ainsi vous aurez l'occasion de voir que cette recherche corrobore une partie de la littérature, vous aurez aussi l'opportunité de voir que certains aspects sont novateurs.

Enfin, la conclusion et quelques recommandations clôtureront votre voyage dans l'univers carcéral belge.

Je terminerai cette introduction par une pensée pour les victimes. Si j'ai consacré ma carrière professionnelle aux détenus, je ne perds pas de vue que derrière une bonne partie des prisonniers se cachent toute une série de victimes qui souffrent encore des traumatismes infligés par leurs auteurs. Il ne m'appartient pas de juger les détenus, ce n'est pas mon métier. Par contre mon métier, c'est de faire en sorte qu'ils aient les meilleurs soins possibles dans le respect de leur dignité humaine. En décrivant les prisons, la surpopulation, les tensions auxquelles les détenus sont soumis, je ne cherche pas à les plaindre, je fais simplement un constat.

J'ai l'espoir, peut-être utopique, que mieux comprendre les détenus et ainsi mieux les soigner, permet de faire en sorte que leur séjour en prison soit une valeur ajoutée dans leur parcours personnel. Je n'ai donc pas l'intention de laisser cette recherche sans suite, elle fera l'objet d'un partage d'information lors des formations continues des prestataires de soins.

2. Revue de la littérature et des textes légaux

2.1. Informations liées au système pénitentiaire

2.1.1. Définitions de prison, établissement pénitentiaire, établissement de défense sociale

2.1.2. Définitions relatives au statut pénitentiaire du détenu

2.1.3. Le travail dans la prison

2.1.4. Droit de visite

2.1.5. Organisation des soins de santé dans les prisons

2.1.6. Description de la population carcérale en Belgique

Pour bien comprendre cette recherche, il est indispensable d'avoir quelques notions sur le fonctionnement du système pénitentiaire belge. Le législateur s'est doté début 2005 de la Loi de principes concernant l'administration pénitentiaire et le statut juridique du détenu. Cette loi clarifie un certain nombre de problèmes (droits du détenu, séparation entre les rôles d'expert et de soignant des prestataires de soins, etc....) et rafraîchit les anciennes règles de l'administration pénitentiaire et de son règlement général des prisons. Si les arrêtés d'application (à paraître) ne l'atténuent pas, la Loi de principes va améliorer considérablement les conditions d'incarcération des détenus.

2.1.1. Définitions de prison, établissement pénitentiaire, établissement de défense sociale

Prison : l'établissement désigné par le Roi et destiné à l'exécution de condamnations à une peine privative de liberté et de mesures privatives de liberté.[1]

Etablissement pénitentiaire : la prison spécifiquement désignée par le Roi et destinée à l'exécution des condamnations à une peine privative de liberté.[2]

---

[1] Loi de principes concernant l'administration des établissements pénitentiaires ainsi que le statut juridique des détenus du 12/01/2005 publiée au Moniteur Belge le 01/02/2005 Titre 1ᵉʳ Art 2 15°

[2] Loi de principes concernant l'administration des établissements pénitentiaires ainsi que le statut juridique des détenus du 12/01/2005 publiée au Moniteur Belge le 01/02/2005 Titre 1ᵉʳ Art 2 16°.

Etablissement de défense sociale : établissements pénitentiaires où sont internés les détenus reconnus soit en état de démence, soit dans un état grave de déséquilibre mental ou de débilité mentale les rendant incapables du contrôle de leurs actions quand ils ont commis un crime ou délit.[3]

2.1.2. Définitions relatives au statut pénitentiaire du détenu

Détenu : personne à l'égard de laquelle l'exécution d'une peine privative de liberté ou d'une mesure privative de liberté s'effectue en tout ou en partie dans une prison.[4]

Prévenu : personne qui n'a pas encore été jugée mais à qui le juge d'instruction a délivré un mandat d'arrêt en cas d'absolue nécessité pour la sécurité publique seulement, et si le fait qui lui est reproché est de nature à entraîner pour l'inculpé un emprisonnement correctionnel principal d'un an ou une peine plus grave. Cette mesure ne peut être prise dans le but d'exercer une répression immédiate ou toute autre forme de contrainte.[5]

Condamné : détenu à l'égard duquel une condamnation à une peine privative de liberté a été prononcée et a acquis force de chose jugée.[6]

Interné : détenu reconnu soit en état de démence, soit dans un état grave de déséquilibre mental ou de débilité mentale le rendant incapable du contrôle de ses actions quand il a commis son crime ou délit.[7] Les internés vivent pour la plupart d'entre eux en communauté soit dans un établissement de défense sociale soit dans une annexe psychiatrique.

---

[3] Loi de défense sociale à l'égard des anormaux, des délinquants d'habitude et des auteurs de certains délits sexuels du 01/07/1964 publiée au Moniteur Belge le 17/07/1964 Chapitre 1 Article 1 , Chapitre 2 Art 7.
[4] Loi de principes concernant l'administration des établissements pénitentiaires ainsi que le statut juridique des détenus du 12/01/2005 publiée au Moniteur Belge le 01/02/2005 Titre 1[ier] Art 2 4°.
[5] Loi relative à la détention préventive du 20/07/1990 publiée au Moniteur Belge le 14/08/1990 Chapitre III Art 16.
[6] Loi de principes concernant l'administration des établissements pénitentiaires ainsi que le statut juridique des détenus du 12/01/2005 publiée au Moniteur Belge le 01/02/2005 Titre 1[ier] Art 2 5°.
[7] Loi de défense sociale à l'égard des anormaux, des délinquants d'habitude et des auteurs de certains délits sexuels du 01/07/1964 publiée au Moniteur Belge le 17/07/1964 Chapitre 1 Article 1 , Chapitre 2 Art 7.

2.1.3. Le travail dans la prison

Les prisons fonctionnent, en partie, grâce au travail des détenus. Ce sont eux qui préparent les repas, qui effectuent les travaux de rafraîchissement des locaux et qui nettoient les parties communes. Ces différents emplois sont confiés partiellement au secteur privé dans les nouvelles prisons.

Dans certaines prisons, les détenus ont l'occasion de faire des travaux manuels pour des entreprises extérieures (ex : pliage et collage de cartes routières).

Dans d'autres prisons encore, les détenus fabriquent le mobilier pénitentiaire pour toute la Belgique. Ce sont aussi des détenus qui fabriquent les grilles et barreaux pour les rénovations lors de la construction d'une nouvelle prison.

Le détenu a le droit de participer au travail disponible dans la prison.[8] L'administration pénitentiaire veille à l'offre ou à la possibilité d'offre d'un travail qui permette aux détenus de donner un sens à la période de détention, de préserver, renforcer ou d'acquérir l'aptitude à exercer après leur libération une activité assurant leur subsistance, d'adoucir leur détention, d'assumer des responsabilités, le cas échéant, vis-à-vis de leurs proches parents et des victimes, et, s'il y a lieu, de payer intégralement ou partiellement des dettes dans la perspective d'une réparation ou de leur réinsertion.[9] Le bénéfice produit par le travail en prison est géré par la régie du travail pénitentiaire et sans préjudice de dispositions légales contraires, le montant des revenus pour le travail offert dans la prison est fixé par un Arrêté royal délibéré en Conseil des ministres.[10]

2.1.4. Droit de visite

Sauf les exceptions prévues par la loi, les inculpés (prévenus) ont le droit de recevoir des visites chaque jour. Sauf les exceptions prévues par la loi, les autres détenus ont le droit de recevoir des visites trois fois par semaine au minimum, réparties sur trois

---

[8] Loi de principes concernant l'administration des établissements pénitentiaires ainsi que le statut juridique des détenus du 12/01/2005 publiée au Moniteur Belge le 01/02/2005 Titre 5 Chapitre VI section I art 81.
[9] Loi de principes concernant l'administration des établissements pénitentiaires ainsi que le statut juridique des détenus du 12/01/2005 publiée au Moniteur Belge le 01/02/2005 Titre 5 Chapitre VI section I art 82.

jours, dont au moins un jour du week-end et le mercredi après-midi. La durée minimale d'une visite est d'une heure. Sauf les exceptions prévues par la loi, chaque détenu a le droit de recevoir une visite dans l'intimité durant une durée minimale de deux heures, au moins une fois par mois, aux conditions et selon les modalités fixées par le Roi.[11]

Les parents et alliés en ligne directe, le tuteur, le conjoint, le cohabitant légal ou de fait, les frères, les soeurs, les oncles et les tantes sont admis à rendre visite aux détenus après avoir justifié de leur identité.[12]

2.1.5. Organisation des soins de santé dans les prisons

Le détenu a droit à des soins de santé qui sont équivalents aux soins dispensés dans la société libre et qui sont adaptés à ses besoins spécifiques.[13]

L'implémentation des soins de santé « équivalents » dans un milieu carcéral « normalisé » suppose une organisation et un fonctionnement des soins de santé dans les prisons qui doivent être comparables avec les soins prodigués à l'extérieur (VAN MOL, 2001).

Les centres médicaux, sections spécialisées des prisons, sont organisés, dans la pratique, comme un service hospitalier. Les Services de Santé des prisons sont quant à eux comparables en partie au secteur hospitalier, mais surtout au secteur ambulatoire tout en mettant davantage l'accent sur la prévention.

Ceci étant, l'organisation des soins de santé en prison relève de la compétence du Ministre de la Justice. La gestion journalière est confiée à un organe central, le

---

[10] Loi de principes concernant l'administration des établissements pénitentiaires ainsi que le statut juridique des détenus du 12/01/2005 publiée au Moniteur Belge le 01/02/2005 Titre 5 Chapitre VI section II art. 86 §1er.

[11] Loi de principes concernant l'administration des établissements pénitentiaires ainsi que le statut juridique des détenus du 12/01/2005 publiée au Moniteur Belge le 01/02/2005 Titre 5 Chapitre III section II art. 58

[12] Loi de principes concernant l'administration des établissements pénitentiaires ainsi que le statut juridique des détenus du 12/01/2005 publiée au Moniteur Belge le 01/02/2005 Titre 5 Chapitre III section II art. 59 §1ier

[13] Loi de principes concernant l'administration des établissements pénitentiaires ainsi que le statut juridique des détenus du 12/01/2005 publiée au Moniteur Belge le 01/02/2005 Titre 5 Chapitre VII section II ière art 88

Service Soins de Santé Prisons (Service SSP), que l'on peut comparer à la direction d'une institution de soins.

Le Service SSP est chargé d'organiser, de diriger, de dispenser et de contrôler les soins de santé en prison.

Les missions appartenant au Service SSP sont : la politique générale en matière des soins de santé et la politique médicale, la politique interne concernant le contrôle de la qualité des soins de santé et l'inspection des prisons. Le Service SSP gère les budgets prévus et collabore avec les services compétents dans les domaines du personnel, de la formation ainsi que de l'informatique.

Les Services de Santé de la prison sont organisés et fonctionnent de telle manière que lors de son admission à la prison et si son état de santé le nécessite, à tout moment de la détention, tout détenu a accès, dans un délai raisonnable, à un dispensateur de soins possédant les mêmes qualifications que celles qui sont requises pour les non détenus, en dehors du cadre de l'exécution des peines et des mesures privatives de liberté[14].

Les dispensateurs de soins possédant les mêmes qualifications travaillent au sein d'une même unité de service placée sous la direction du chef de service, lequel veille au bon fonctionnement de cette unité. Un Service Médecine générale existe dans chaque prison ainsi qu'un Service de Dentisterie, un Service Infirmier et un Service Kinésithérapie. Dans certaines prisons plus importantes travaillent également des médecins spécialistes (radiologie, dermatologie, ophtalmologie, …) (VAN MOL, 2001).

Les différentes unités de service réunies constituent les Services de Santé de la prison, dirigés par le médecin chef. Il exerce l'autorité fonctionnelle sur les dispensateurs de soins attachés à la prison.

Le directeur de la prison exerce un contrôle administratif sur les dispensateurs de soins et veille, en dehors du cadre strictement médical, au bon déroulement des

---

[14] Loi de principes concernant l'administration des établissements pénitentiaires ainsi que le statut juridique des détenus du 12/01/2005 publiée au Moniteur Belge le 01/02/2005 Titre 5 Chapitre VII section IIière art 89

choses dans les Services de Santé de la prison, en concertation avec le médecin chef.[15]

Les deux parties du pays possèdent chacune un centre de médecine spécialisée intra muros (Saint-Gilles et Bruges). Les médecins spécialistes examinent et traitent les patients ambulatoires à la polyclinique. Chaque centre dispose également d'une section « hospitalisation » (50 lits pour 9300 détenus), équipée d'une section de chirurgie courante.

L'imagerie médicale lourde (scanner, résonance magnétique), ainsi que la médecine interne super spécialisée (dialyse rénale, …) ou chirurgie (neurochirurgie, …) a lieu en dehors de la prison (VAN MOL, 2001). En outre, une polyclinique à la prison de Lantin est ouverte depuis mai 2005 ainsi qu'une chambre sécurisée de quatre lits dans l'hôpital de la « Citadelle » à Liège (ouverte depuis avril 2006).

Pour les internés et les patients psychiatriques, il existe les annexes psychiatriques (Gent, Antwerpen, Leuven Hulpgevangenis, Forest, Mons, Namur, Lantin et Jamioulx). Une prison est spécifique pour les internés (Etablissement de Défense Sociale de Paifve).

2.1.6. Description de la population carcérale en Belgique

2.1.6.1. Population pénitentiaire selon le sexe

2.1.6.2 Les écrous en 2004

2.1.6.3 Nombre de détenus au 01/03/2005 par catégorie

2.1.6.4. Mouvements de population carcérale entre le 01/06/2005 et le 30/11/2005, période de l'enquête

---

[15] Loi de principes concernant l'administration des établissements pénitentiaires ainsi que le statut juridique des détenus du 12/01/2005 publiée au Moniteur Belge le 01/02/2005 Titre 5 Chapitre VII section II ière art 97 §1 et 2

2.1.6.1. Population pénitentiaire selon le sexe[16]

Le 30/12/2004 il y avait 406 femmes incarcérées pour 8837 hommes soit 95,6%
d'hommes pour 4,4% de femmes. Ces proportions sont similaires tout au long de
l'année. La population carcérale était donc de 9243 détenus.

2.1.6.2 Les écrous en 2004[17]

Les chiffres ci-dessous ne représentent pas le nombre de détenus à un moment donné
mais le nombre d'incarcérations par catégorie au cours de l'année 2004.

Tableau 1 : Ecrous 2004

Statut carcéral	n	%
Prévenus	11053	70,2
Condamnés	3736	23,7
Internés	331	2,1
Mineurs d'âge	569	3,6
Autres	46	0,3
Total	15735	100

La catégorie « autres » reprend les nourrissons, souteneurs et délinquants d'habitude
à la disposition du gouvernement.

---

[16] Source : Cellule statistiques du S.P.F. Justice Direction générale Exécution des Peines et Mesures.
[17] Source : idem

2.1.6.3 Nombre de détenus au 01/03/2005 par catégorie[18]

Tableau 2: Détenus par catégorie au 01/03/2005

Statut carcéral	n	%
Prévenus	3350	35,4
Condamnés	4830	51,1
Internés	856	9,1
Divers	139	1,5
Surveillance électronique	277	2,9
Total	9452	100

Les internés dans les Établissements de Défense Sociale (E.D.S.) de Mons et Tournai ne sont pas inclus. Ces deux E.D.S. ne dépendent pas du S.P.F. Justice.

La catégorie « divers » reprend les vagabonds, les nourrissons, les suspensions de libération conditionnelle, les étrangers à la disposition de l'Office des Étrangers, les souteneurs, les délinquants d'habitude à la disposition du gouvernement et les mineurs d'âge en application de la loi sur la protection de la jeunesse du 08/04/1965.

2.1.6.4 Mouvements de population carcérale entre le 01/06/2005 et le 30/11/2005, période de l'enquête

Écrous 7.341

Libérations 7.230

Il s'agit des écrous et des libérations des établissements pénitentiaires à l'exception des écrous dans les E.D.S. de Mons et de Tournai et des libérations à partir de ces E.D.S. qui bien qu'ils accueillent des internés ne font pas partie du S.P.F. Justice.

Les écrous peuvent concerner des détenus placés ultérieurement en surveillance électronique.

---

[18] Source : Cellule statistiques du S.P.F. Justice Direction générale Exécution des Peines et Mesures

Les libérations comprennent également les détenus libérés après un placement sous surveillance électronique. Les nourrissons ne sont pas pris en compte. Les évasions et non retours de congés/permissions de sortie ne sont pas assimilés à des libérations.

Pour voir si les caractéristiques socio-démographiques changeaient, j'ai observé les différents chiffres fournis par la cellule statistique du SPF Justice à différentes dates choisies aléatoirement. Les différentes proportions de la population détenue sont similaires d'un moment à l'autre de l'année 2005.

2.2. L'automutilation

2.2.1. Quelques définitions de l'automutilation

2.2.2. L'automutilation en chiffres

2.2.3. La peau

2.2.4. La douleur de l'automutilation

2.2.5. Facteurs de risques de l'automutilation dans la population générale et en milieu carcéral

2.2.6. Automutilation et tentative de suicide

2.2.7. Une vision sociologique pour mieux comprendre l'automutilation

2.2.8. Les pratiques d'automutilation selon le contexte

2.2.9. Les automutilations en prison

2.2.1. Quelques définitions de l'automutilation

« L'automutilation comprend toutes les pratiques entraînant des lésions des tissus ou des organes ; on peut la définir comme une atteinte portée à l'intégrité du corps ; elle peut consister soit dans la blessure ou l'ablation totale ou partielle d'un organe ou d'un membre, du revêtement cutané ou de ses annexes ; soit enfin, dans des manœuvres (combustion, striction, introduction de corps étrangers) pouvant compromettre sa vitalité et son bon fonctionnement sans que cependant elle ait été accomplie dans le but de se donner la mort. » (LORTHOIS, 1909 in SCHARBACH, 1986)

« L'automutilation est un acte par lequel il est porté atteinte à l'intégrité du corps soit par blessures, ou ablation totale ou partielle d'un organe, d'un membre, d'un revêtement cutané ; soit par des manœuvres pouvant compromettre la vitalité d'un organe, par combustion, striction, excoriation, ... » (CORNET, 2005)

Ces deux définitions pourraient être applicables aux pratiques de tatoo, burning, piercing, inclusions, ou graving dont les fonctions principales sont d'être vues et de montrer une appartenance voire un état d'esprit. De plus, si nous gardons ces définitions, la chirurgie esthétique pourrait être considérée comme une automutilation alors que ce n'est pas l'individu lui-même qui « mutile » son corps.

Une troisième définition me parait plus cohérente mais manque, à mon avis, de précision sur les différentes manières de s'automutiler : « Acte de violence délibéré qu'une personne commet sur elle-même qui entraîne un dommage immédiat aux tissus, sans intention de se donner la mort » (CARPENITO, 1995).

Je retiendrais donc la définition de R. NEUBURGER qui est simple et explicite : « Blessure infligée à soi-même et par soi-même. Violences physiques qui comprennent essentiellement des lacérations, brûlures, grattements. Ces blessures ne sont pas faites dans l'intention de se donner la mort. » (NEUBURGER, 2006[19]).

Pour ce travail, seules les automutilations par scarification sont prises en compte. Ainsi lorsque je parlerai d'automutilation, de scarification, de cutting, de lacération, j'entendrai automutilation par scarification.

Les scarifications sont des entames de la peau par un objet tranchant.

2.2.2. L'automutilation en chiffres

Dans la population occidentale générale, on trouverait 4% de personnes qui s'automutilent (BRIERE, GIL, 1998). Une autre estimation situe à 1% de la population américaine qui s'automutile dont plus de la moitié de façon répétée.(ARMANDO, FAVAZZA, 1996)

---

[19] Journée d'étude sur « les automutilations » par le Docteur Robert Neuburger psychiatre Directeur du Centre d'Etude de la Famille (CEFA) à Paris, organisée par FORESTIERE ASBL (Groupe de formation et de recherche en thérapies systémiques) le 13/03/2006.

En Angleterre, 6020 adolescents âgés entre 15 et 16 ans ont été interrogés, on retrouve des automutilations chez 11,2% des filles et 3.2% des garçons au cours de l'année précédant l'enquête (HAWTON , RODHAM , EVANS , WEATHERALL , 2002).

L'automutilation se produit chez 70 à 80% des patients diagnostiqués borderline (BOHUS, LIMBERGHER, EBNER et al, 2000)

Pour l'année 1997, on compte en France 1337 (1.8%) actes d'automutilation pour 75738 détenus (MARCHETTI, 2001).

2.2.3. La peau

La peau n'est pas seulement la barrière qui sépare notre corps de l'extérieur, elle est aussi le reflet de nos émotions, on rougit quand on ressent une émotion, on a la chair de poule quand on est mal à l'aise, on devient tout blanc quand on apprend une mauvaise nouvelle. Pour certains la peau travaille en collaboration avec le cerveau pour gérer nos émotions (DAMASIO, 1995).

Pour Didier ANZIEU, la peau est le composant principal du corps parce que la connaissance du corps se développe à partir de la perception de ses frontières. La peau est formée à partir des mêmes tissus cellulaires que le cerveau, ce qui fait dire à ANZIEU que la pensée est autant une affaire de peau que de cerveau. (ANZIEU, 1994).

La peau est aussi la bibliothèque de notre corps, par ses multiples cicatrices elle raconte une histoire, elle est un rappel. Je me souviens d'un détenu qui s'était blessé involontairement à la cheville. Sa plaie nécessitait des points de suture et quand le médecin lui a dit qu'il garderait une cicatrice, le détenu a répondu que c'était très bien, que maintenant chaque fois qu'il mettrait des chaussettes, il se rappellerait de l'endroit où il était passé et que cela l'aiderait à ne plus revenir en prison.

La peau est aussi le siège de toute une série de tatouages, piercings qui avaient une signification au moment où ils ont été faits. En France, de nombreuses filles se font mettre un piercing au nombril quand elles ont perdu leur virginité (LE BRETON, 2003).

Bon nombre d'expressions nous montrent l'importance de la peau. Ainsi, on dira de quelqu'un qu'on aime qu' « on l'a dans la peau »; si on est malheureux, triste, on sera « mal dans notre peau » ; si on veut comprendre les réactions de quelqu'un, on se « mettra dans sa peau » ; à un moment de renouvellement, on fera « peau neuve ».
Par les expressions « faire la peau » à quelqu'un, « trouer la peau », « sauver sa peau », on peut se rendre compte que la peau est une représentation symbolique de la vie.

Les pathologies de la peau reflètent aussi les difficultés psychologiques, c'est un organe de contacts et quand elle en est privée, elle parle à sa manière (LE BRETON, 2003).

Nombre de détenus viennent voir le médecin le dos couvert d'acné les jours ou les semaines qui suivent l'incarcération. Insignifiants chez les entrants, les troubles dermatologiques représentent 23% des pathologies carcérales diagnostiquées entre 7 jours à 4 mois de séjour. C'est alors le premier motif de consultation. Entre 4 mois et 8 mois d'incarcération, plus du quart des détenus souffrent d'une maladie de la peau (GONIN, 1991).

L'entame de la peau est un moyen ultime pour lutter contre la souffrance. Le débat qui fait rage à l'intérieur de soi prend le corps en otage, et l'usage de la peau devient un signe d'identité, au prix de transgressions multiples : brisure de la sacralité du corps, faire couler le sang, jeu symbolique avec la mort et sollicitation de la douleur pour exister (CORNET, 2005).

2.2.4. La douleur de l'automutilation

Physiologiquement, une fine coupure, si elle est rapide ne fait mal qu'après s'être produite. Nous pouvons remarquer cela quand on se coupe par accident. Il n'est pas rare de remarquer une coupure que l'on s'est faite par les taches de sang que nous laissons sur un objet quelconque. Il en est de même pour les scarifications volontaires, une étude dans une maison de correction canadienne nous révèle que 50% des jeunes pensionnaires qui se lacèrent la peau prétendent ne ressentir aucune douleur, 31% disent éprouver une légère douleur et 18% seulement une extrême douleur (ROSS, McKAY, 1979). Les soins aux détenus qui se sont automutilés ne sont pas faciles car souvent les détenus qui avaient montré une insensibilité à la douleur en s'infligeant de multiples coupures se montrent douillets, pusillanimes et tentent d'échapper aux gestes réparateurs (GONIN, 1991). Effectivement, au cours de ma pratique professionnelle, à de nombreuses reprises des détenus se sont montrés véhéments voire agressifs face à la douleur de la désinfection. Il existe donc un paradoxe dans les sensations douloureuses, l'acte d'automutilation est souvent vécu comme un soulagement tandis que les soins apportés sont source de douleur.

2.2.5. Facteurs de risques de l'automutilation dans la population générale et en milieu carcéral

L'automutilation ferait partie d'une stratégie d'adaptation face aux mauvais traitements reçus durant l'enfance et un moyen d'exercer un contrôle sur l'environnement (HENEY, 1990).

Il existe aussi un lien entre certains troubles psychiatriques tels les psychoses ou la personnalité borderline et les pratiques d'automutilation (HAW, HAWTON, HOUSTON, TOWSEND, 2001). Les automutilateurs ont tendance à répéter ces pratiques (WICHMAN, SERIN, ABRACEN, 2002).

Les femmes sont plus touchées par l'automutilation que les hommes, elles ont une souffrance plus intériorisée tandis que les hommes auront tendance à transformer leur souffrance en une agression vers l'extérieur (CORNET, 2005).

Le sentiment de solitude et d'isolement social ainsi que l'absence de soutien social se retrouve chez une partie significative des automutilateurs (PLUTCHIK, 2000). Ces sentiments peuvent être provoqués par l'incarcération.

Le jeune âge, la longue durée de la peine ainsi que la violence du crime sont des facteurs déterminants de l'automutilation. (COOKSON, 1977).

Une hausse du climat de tension au sein des prisons s'accompagne d'une hausse du taux d'automutilation (HENEY, 1990). La consommation d'alcool et de drogues illicites est aussi fréquente chez bon nombre d'automutilateurs (HENEY, 1990).

Six grands facteurs de risques d'automutilation ont été retenus par les soignants en centre correctionnel au Canada : séparation de la famille, stress dû au milieu institutionnel, relations négatives avec le personnel, relations tendues avec les pairs, ségrégation et problèmes de santé mentale (FILMORE, DELL, 2005).

2.2.6. Automutilation et tentative de suicide

Il est difficile d'aborder le problème de l'automutilation sans parler du suicide. Cependant, l'automutilation par scarification ne peut en aucun cas être assimilée à une tentative de suicide, il s'agit plutôt d'une tentative de vivre (SCHARBACH, 1986). L'automutilateur tente de trouver un comportement qui lui permette de s'adapter aux difficultés de la vie.

La confusion entre ces deux pratiques réside, selon moi, dans l'utilisation du poignet dans la plupart des cas de tentative de suicide par vénosection et dans la plupart des scarifications.

La scarification se limite cependant à une entame de la peau.

En 2001, les prisons belges ont connu 24 suicides pour une population moyenne de 8319 détenus soit un taux de 280/100000, plus de dix fois supérieur à celui enregistré au niveau de la population nationale. La majorité des suicides en prison se fait par pendaison, que ce soit en Belgique, en France, au Luxembourg ou au Canada (LOMBARD, 2003).

Bien que dans l'acte, la tentative de suicide et l'automutilation soient des pratiques différentes, la pratique régulière de l'automutilation serait un facteur de risque pour le passage à l'acte suicidaire (MITCHELL, DENNIS, 2006). Même s'il n'y a pas de certitude à ce niveau, il serait déraisonnable de ne pas prendre en considération ce facteur de risque probable, il est donc préférable de suivre psychologiquement les automutilateurs (LOWENSTEIN, 2005).

2.2.7. Une vision sociologique pour mieux comprendre l'automutilation

L'automutilation n'est pas un comportement relevant de la folie comme on peut le dire pour se débarrasser de comportements insolites, mais elle est une forme particulière de lutte contre le mal de vivre. Les entames corporelles sont un moyen ultime de lutte contre la souffrance, elles renvoient à un usage de la peau qui en fait aussi des signes d'identité mais sous forme de blessures, elles sont une forme de sacrifice. L'individu accepte de se séparer d'une part de soi pour sauver le tout de son existence. L'enjeu est de ne pas mourir. Ce sont des blessures d'identité, des tentatives d'accéder à soi en se défaisant du pire (LE BRETON, 2003).

L'interprétation de l'automutilation de HEWITT nous donne un éclairage sur le processus qui peut conduire la personne incarcérée à s'automutiler. Ainsi, pour lui, l'atteinte corporelle est une forme de contrôle de soi pour celui ou celle qui a perdu le choix des moyens et ne dispose pas d'autres ressources pour se maintenir au monde. Elle est donc en ce sens une forme « d'autoguérison » (HEWITT, 1997).

2.2.8. Les pratiques d'automutilation selon le contexte

2.2.8.1. Automutilation dans la population générale

2.2.8.2. La population détenue

2.2.8.1. Automutilation dans la population générale

Dans nos sociétés, ce sont des individus mal dans leur peau qui entaillent leur corps en solitaire. L'atteinte au corps est ponctuelle ; elle répond au jaillissement de la souffrance et ne se renouvelle plus, l'individu restant ensuite effrayé de son geste ou recourant à d'autres formes de contrôle de soi (LE BRETON, 2003). Pour certains elle devient une manière d'exister, de survivre.

Dans la population générale la plupart des cas d'automutilation décrits nous montrent des jeunes filles post-pubères entre 14 et 18 ans souvent diagnostiquées avec un trouble de la personnalité borderline (SCHARBACH, 1986). Leur attitude est comparée aux troubles de l'anorexie (FAVAZZA, EPPREGHT, 1987).

Ces jeunes filles s' automutilent selon un cérémonial bien défini. C'est un comportement privé, secret et source, dans certains cas, de jouissance. Cette description a permis au Docteur R. NEUBURGER de faire le parallèle entre l'automutilation et l'acte sexuel : Il y a dans les deux cas pénétration, écoulement, jouissance et assuétude. Selon lui, la normalité est d'avoir la capacité de dissocier son corps et son esprit pour ensuite les réunir selon les circonstances de la vie. La jeune fille automutilatrice ne parvient à réunir son corps et son esprit que par la relation sexuelle et les lacérations de la peau.[20]

David Le BRETON nous dit ceci à propos de la différence entre les hommes et les femmes automutilateurs : « Là où la femme agit souvent en solitaire, il est courant que l'homme le fasse sous le regard des autres dans une démonstration sans équivoque de sa 'virilité'. Dans une situation où il est en difficulté, il entend bien montrer 'qu'il en a'. Une souffrance se traduit certes dans son acte, mais l'incision est sublimée, magnifiée, détournée vers une autre signification censée le valoriser » (LE BRETON, 2003). Nous aurons l'occasion de quantifier le nombre de détenus qui s'automutilent en présence d'autres détenus.

2.2.8.2. La population détenue

La population que nous étudions, en plus de vivre dans des conditions particulières, a par définition plus de 18 ans et ne contient que 5% de femmes. Les motivations et les comportements de la population détenue sont donc différents de ce que nous pouvons rencontrer dans la population générale.

En prison, l'automutilation peut être un moyen plus efficace pour ventiler les frustrations qu'une réaction explosive, une confrontation directe avec autrui ou une tentative d'éliminer de l'environnement la source de frustration (ROSS, McKAY, 1979).

Le monde carcéral connaît nombre d'atteintes par les détenu(e)s de leur intégrité physique, infiniment plus que dans le monde extérieur. Si l'attention publique est surtout touchée par le nombre de suicides, une sorte de routine de l'auto-agression reste largement méconnue (TOCH, 1975).

Il est à noter que nombre de détenus quand ils se font agresser, prétendent s'être fait les lésions eux-mêmes de peur des représailles éventuelles de leurs assaillants. Ainsi, au cours de ma pratique professionnelle, bon nombre de détenus ont « avoué » s'être fait violenter voire torturer par leurs codétenus, « aveux » obtenus après la garantie du secret professionnel et la démonstration de l'impossibilité de s'infliger certaines blessures soi-même.

La vie en détention est particulière. « Le temps de la détention, est vide de sens , éternel recommencement d'un emploi du temps immuable et banal scandé seulement par les visites, le courrier, l'attente du procès ou de la sortie ; durée sans épaisseur de sens tandis que, dehors , les enfants grandissent » (LE BRETON, 2003).

« L'enfermement est d'abord réduction du corps à l'impuissance, privation de mouvements, promiscuité entre détenus, exiguïté des cellules, violences physiques ou sexuelles éventuelles, emploi du temps imposé, nourriture insipide, absence de toute intimité... » (WELTZER-LANG, MATHIEU, FAURE, 1996)

LE BRETON nous fait une description remarquable de l'état d'esprit dans lequel se trouvent les détenus en prison : en voici quelques extraits qui vont nous permettre de mieux comprendre la personne incarcérée. « La coexistence dans une cellule étroite impose un compromis avec le sentiment d'identité, la dignité personnelle, la commodité des uns et des autres. La violation de l'intimité est permanente. Son corps n'appartient plus au détenu, même les moments les plus intimes : uriner, excréter, se laver, prendre une douche, etc. se font sous le regard ou, au moins, la proximité des autres, les codétenus ou les gardiens. (…) En cellule, il n'y a pas de lieux où se retirer dans la solitude pour reprendre son souffle ni même pour les activités intimes de

---

[20] Journée d'étude sur « les automutilations » par le Docteur Robert Neuburger psychiatre Directeur du Centre d'Etude de la Famille (CEFA) à Paris, organisée par FORESTIERE ASBL (Groupe de formation et de recherche en thérapies systémiques) le 13/03/2006.

l'existence. (…) Le détenu n'est plus maître de la proxémie, il doit en permanence partager, sans jamais le choisir, le maigre espace dont il dispose avec ses compagnons de cellule ou les gardiens. (…) L'homosexualité de circonstance est courante, consentie ou imposée à des détenu(e)s incapables de se défendre. Les odeurs sont celles de la prison, fétides, désagréables, odeurs de saleté ou de produits d'entretien… La vue essentiellement sous la lumière artificielle est toujours barrée par les murs ou les barreaux ; le goût banni sous les auspices de la nourriture carcérale ou des produits 'cantinés' ; le son désormais réduit aux grilles ou aux portes qui claquent, à l'œilleton qui se lève, aux interpellations, aux cris de ceux et celles qui craquent ou se battent, à la télévision… La sensorialité carcérale est elle-même carcérale, elle est réduite à peu de choses, elle participe de la peine. (…) La capacité à surmonter l'épreuve de l'incarcération mêle de nombreuses données : l'histoire personnelle, la situation familiale, l'âge, le tempérament, le goût de la solitude ou du contact et le hasard des attributions de cellules, etc. mais surtout la signification du délit pour l'individu, de la peine, l'attitude de la famille ou des proches » (LE BRETON 2003). Cette description est criante de vérité et correspond à ce que j'ai pu découvrir au cours de ma pratique professionnelle. J'ajouterais que non seulement la vue est barrée par des murs, des barreaux mais l'esprit lui même est barré, les échelles de priorités ne sont plus les mêmes, on peut voir des détenus faire une grève de la faim pour obtenir une marque de pâte à tartiner à leur goût ou se tailler la peau pour bénéficier d'une douche supplémentaire. Bon nombre de situations anodines sont prétextes à l'engagement d'une lutte contre le « système ».

Je terminerai ce point en citant le Docteur CHARLES[21], psychiatre à la prison de Ittre « Le détenu subit l'angoisse du bigorneau : le bigorneau est accroché à son rocher, chaque jour la mer s'en va, il ferme son opercule et retient son souffle, il attend, il ne sait pas si la mer reviendra ni quand elle reviendra ».

---

[21] Colloque sur « La santé en prison : une question de Santé publique ? » organisé par le Service Education pour la santé de Huy le 06/10/2005.

2.2.9. Les automutilations en prison

Dans cette partie de l'ouvrage je reprendrai quelques extraits de l'analyse de LE BRETON sur les automutilations en milieu carcéral. Ensuite, je présenterai les résultats d'enquêtes réalisées au Canada sur le sujet.

« La blessure corporelle quand elle devient automutilation est un appel à l'aide dans l'impuissance d'agir sur la machinerie pénitentiaire ou judiciaire. A défaut d'être en mesure de la mouvoir on cherche à l'émouvoir, à emprunter un chemin de traverse pour essayer malgré tout de changer les choses.(…) L'atteinte corporelle vise à mettre un terme à un souci obsédant lié à l'extérieur sur lequel aucune emprise n'est possible : un deuil, une demande de séparation,
la maladie d'un proche, la fugue d'un enfant, etc. La vie continue, sans lui, pour sa famille, ses enfants, ses amis. La situation d'impuissance radicale, alors que l'urgence appelle au dehors, incline au passage à l'acte. L'atteinte corporelle est une tentative pour gagner la paix, rompre avec la ritournelle de l'angoisse ou de l'inquiétude. Le détenu amortit sur son corps la tension intérieure qui le ronge. (…) Il s'agit aussi d'exercer un chantage sur l'administration pénitentiaire ou judiciaire pour obtenir gain de cause. (…) Ces actes (les automutilations pour faire pression sur l'administration pénitentiaire) sont courants en prison, mais ils disent de manière explicite que les détenus qui en viennent à ces extrémités posent une question de vie ou de mort à leurs interlocuteurs. Le jeu de l'existence prépare au pire si la plainte n'est pas entendue. Il s'agit souvent seulement de changer de cellule ou d'affectation pour échapper au harcèlement des autres détenus ou retrouver une tranquillité perdue. (…) Là où la parole n'a su convaincre, le corps prend la relève en quête d'une attention des représentants de l'institution. A la différence de la revendication orale souvent perçue comme abusive par le personnel, la blessure délibérée implique une sollicitude minimale relayée par celle du médecin ou des infirmiers. (…) D'autres détenus usent également de leur corps comme un mémorial de la douleur et se coupent plus particulièrement les jours ou les mois qui scandent les anniversaires des épisodes pénibles de leur existence. Les automutilations abondent l'été quand il fait chaud mais que seul l'enfermement est à l'horizon » (LE BRETON, 2003).

Les différentes motivations de l'automutilation abordées par LE BRETON seront traitées par l'enquête.

Les détenues de la prison de Kingston au Canada ont fait l'objet d'une enquête sur les automutilations. Quarante-quatre détenues et quarante membres du personnel de surveillance ont été interrogés sur les pratiques d'automutilation.

Nous pouvons observer les résultats suivants :

Sur les 44 détenues interviewées, 26 (59%) ont révélé s'infliger volontairement des blessures ou l'avoir déjà fait. Vingt-quatre d'entre elles ont prétendu s'être tailladées, les autres ont déclaré s'être surtout infligées volontairement des blessures en se heurtant la tête violemment.

Il y a eu une hausse soudaine du nombre d'automutilations au cours du mois de février ; cette hausse est attribuée, selon les détenues (50%), au climat de tension au sein de l'établissement. Le protocole au sein de l'établissement est d'isoler les détenues qui se sont automutilées. Cette mesure n'est pas punitive mais protectrice. La grande majorité des détenues (97%) trouvent cette mesure inadéquate et l'assimilent à une punition.

Un grand nombre de détenues accordent de l'importance au fait de pouvoir se confier à quelqu'un après un tel geste : une conseillère (49%), une amie détenue (9.8%), une amie (2.4%) ou simplement quelqu'un (17.1%). Lors des entrevues, la majorité des femmes ayant recours à l'automutilation ont désigné comme élément déclencheur de ce comportement les situations qui donnent lieu à des sentiments de détresse (47%), d'impuissance (42%) ou d'isolement (6.7%). Seules 3% des détenues ont mentionné la durée de la peine comme étant un motif d'automutilation. Il n'existe aucun lien significatif entre la durée de peine et l'automutilation.

Plusieurs détenues (51%) ont cité l'incohérence et/ou la mesquinerie comme étant des aspects pénibles de la vie carcérale. Le recours aux punitions collectives est un autre élément qui selon les femmes crée un sentiment d'impuissance et d'injustice. Le sentiment d'injustice sans possibilité de recours amenuise le sentiment d'efficacité personnelle. Cet état d'impuissance augmente le besoin d'acquérir un sentiment de maîtrise de sa propre personne par le recours à l'automutilation, comme l'a démontré la hausse des automutilations lors de la mise en application de mesures de confinement collectif. (HENEY, 1990)

3. Matériel et Méthode

3.1. Recherches bibliographiques

Pour traiter le sujet, j'ai dirigé ma recherche selon deux axes. D'une part, il y avait toutes les informations liées au système pénitentiaire qui permettent de bien comprendre l' «univers» carcéral et l'état d'esprit que peuvent avoir les détenus. D'autre part, ne voulant pas réinventer la roue, je me suis attardé sur la littérature scientifique concernant les automutilations, les automutilations en prison et la santé en prison.

La recherche documentaire concernant le système pénitentiaire belge, s'est faite à partir de documents internes au SPF Justice. Le service de statistiques de la Direction générale Exécution Peines et Mesures a fourni les chiffres concernant la population carcérale. Les textes de loi ont été recueillis à partir du Moniteur belge.

Pour la recherche d'informations concernant les automutilations en général et les automutilations des personnes incarcérées, j'ai utilisé Medline© avec des mots clés tel que self-mutilation, jail, prison, forensic, self-harm, cutting... Je me suis vite rendu compte qu'il n'existait pas beaucoup de littérature sur les détenus et leurs pratiques d'automutilation, ceci peut s'expliquer par la difficulté que les États ont à ouvrir les portes des prisons à des scientifiques. Ce problème est certainement lié d'une part aux problèmes de sécurité engendrés par l'entrée d'individus hors personnel pénitentiaire (sécurité pour le visiteur et pour le fonctionnement des prisons) et d'autre part à une réticence à laisser la porte ouverte aux critiques d'un milieu fermé au public. Une bonne partie de la recherche bibliographique s'est faite en bibliothèque autour d'ouvrages traitant du sujet.

3.2. Choix de l'utilisation d'un questionnaire et création de celui-ci

Il n'existait pas de données sur les automutilations en prison en Belgique, j'ai donc choisi d'étudier la population carcérale dans son entièreté pour avoir suffisamment d'automutilateurs à observer. Il ne m'était pas matériellement possible de former tous les prestataires de soins pour la réalisation d'un entretien avec chaque automutilant. Il ne m'était pas possible non plus de faire moi-même les entretiens, vu la distance géographique entre les différents automutilants des différentes prison et ma maîtrise approximative du néerlandais. L'étude des dossiers médicaux ne couvrait pas l'ensemble des variables que je voulais observer.

Le questionnaire était, dés lors, la méthode la plus adaptée. Un questionnaire auto-administré risquait de ne pas être complété correctement étant donné le bas niveau socio-culturel de nombreux détenus et dans certains cas l'illettrisme ou la non connaissance suffisante des langues nationales.

J'ai donc opté pour un questionnaire standardisé à compléter par les prestataires de soins, cette solution me semblait être celle qui comportait le moins de biais.

Je me suis basé sur mon expérience professionnelle pour réaliser une ébauche de questionnaire. J'ai ensuite complété l'ébauche par les informations et les différents points de vue exposés dans la littérature scientifique, c'est là que sont venues s'ajouter les notions de nombre de codétenus, de dernière visite et de qualité du visiteur.

3.4. Description du questionnaire et protocole de la recherche

3.4.1. Protocole de la recherche

3.4.2. Description du questionnaire

3.4.1. Protocole de la recherche

La recherche se limite aux automutilations par scarification, ce choix s'explique par la facilité de détection et le besoin de soins médicaux que les détenus présentent lorsqu'ils se scarifient. L'automutilation par scarification ne pose pas de problème d'interprétation contrairement aux autres pratiques d'automutilation où il subsiste le doute entre auto-agression et hétéro-agression. La scarification a aussi « l'intérêt » de nécessiter des soins quotidiens pendant une dizaine de jours, ainsi le personnel infirmier a tout le temps pour récolter les données nécessaires au remplissage du questionnaire.

Chaque détenu qui s'est automutilé par scarification doit faire l'objet d'un questionnaire quelle que soit la gravité des lésions.

Les questionnaires sont complétés par les prestataires de soins de la prison.

La recherche se déroule sur 6 mois, du 1er juin au 30 novembre 2005. L'étendue sur 6 mois permet non seulement d'observer le comportement des détenus lors des périodes chaudes et froides de l'année mais aussi d'avoir un nombre suffisant d'automutilés pour valider les résultats. Les détenus qui se sont mutilés plusieurs fois au cours de la recherche n'ont été repris qu'une seule fois dans les résultats. En effet, ceux-ci auraient été faussés en ce qui concerne les variables relatives aux informations générales sur le détenu, aux conditions de l'incarcération et de la détention, à la vie familiale ainsi qu'aux aspects médicaux.

3.4.2. Description du questionnaire

3.4.2.1. Informations générales sur le détenu

3.4.2.2. Conditions de l'incarcération et de la détention

3.4.2.3. Vie familiale du détenu

3.4.2.4. Aspects médicaux

3.4.2.5. L'automutilation

Le questionnaire (voir annexes 1 et 2) se compose principalement de questions fermées ce qui facilite l'encodage des réponses pour les deux rôles linguistiques.

Il se compose de 42 questions à cocher avec chaque fois la source d'information qui doit permettre de répondre correctement.

Les différentes sources d'information :

« Donnée Sidis » renvoie l'infirmier vers le programme informatique qui reprend toutes les données pénitentiaires et administratives du détenu[22].

« Donnée Epicure » renvoie vers le dossier médical électronique[23].

---

[22] SIDIS est un dossier qui reprend toutes les informations administratives et pénitentiaires de chaque détenu. Ce dossier suit le détenu tout au long de sa détention même s'il change plusieurs fois de prison. Quand le prisonnier est libéré, son dossier est archivé et réactivé en cas de condamnation ultérieure.

« Demander à l'Assistant Pénitentiaire » certaines informations ne sont pas consignées dans Sidis mais connues par l'Assistant Pénitentiaire. L'assistant Pénitentiaire est l'autorité placée sous la direction de la prison.

« Demander au détenu » certaines informations personnelles ne sont connues que par le détenu.

Les questions où aucune source d'information n'est indiquée sont laissées à l'observation ou l'impression de l'enquêteur.

La première question permet d'identifier l'enquêteur, cette identification m'a permis à de nombreuses reprises de contacter celui-ci afin de retrouver une information manquante.

Je demandais ensuite le nom de la prison, le but était d'avoir un endroit de référence pour rechercher un complément d'information. Cette question ne permet pas de classer les prisons entre elles. En effet, pour opérer ce type de classement très complexe, il faudrait traiter chaque prison en tenant compte du taux de surpopulation, de la proportion de prévenus par rapport aux condamnés, de l'architecture, du climat social, des activités proposées aux détenus et des raisons de l'incarcération. J'ai choisi de rechercher les déterminants relatifs au détenu et à son statut pénitentiaire qui le pousseraient à s'automutiler.

Le questionnaire se divise ensuite en trois parties détaillées ci-dessous.

3.4.2.1. Informations générales sur le détenu

- Le numéro de registre national (date de naissance à l'envers suivie d'une combinaison de chiffres, chaque Belge a un numéro de registre national différent) du détenu donne deux informations importantes : d'une part, il permet de connaître l'âge du détenu et d'autre part, il permet de vérifier si le détenu s'est déjà automutilé durant cette enquête tout en gardant un maximum de confidentialité.

---

[23] Epicure est un dossier qui reprend toutes les informations médicales et notes des prestataires de soins de chaque détenu. Ce dossier suit le détenu tout au long de sa détention même s'il change plusieurs fois de prison. Quand le prisonnier est libéré, son dossier est archivé et réactivé en cas de condamnation ultérieure.

- Lieu de naissance : l'origine culturelle influence-t-elle les pratiques d'automutilation ?
- Sexe : permet de voir si un genre s'automutile plus qu'un autre.
- Formation du détenu : quelle catégorie socio-professionnelle s'automutile le plus, j'ai regroupé les différentes formations en trois catégories socio-professionnelles :

  -Employé : regroupe toutes les professions de bureau, pas de travail physique.

  -Ouvrier : regroupe toutes les professions qui entraînent un travail physique.

  -Sans : regroupe les « sans-formation » et allocataires sociaux divers.

3.4.2.2. Conditions de l'incarcération et de la détention

Cette série de questions nous permettra de découvrir quelles conditions d'incarcération favorisent les pratiques d'automutilation.

- Statut pénal : cette variable peut influencer l'état d'esprit du détenu, les détenus vivent dans l'incertitude quant au moment de leur libération, cette incertitude est plus ou moins grande selon leur statut pénal. Un prévenu n'est pas encore jugé donc, il ne sait pas s'il sera condamné ni combien de temps. Le condamné ne sait pas s'il sera libéré conditionnellement à un tiers, à deux tiers de sa peine ou s'il sera libéré « à fond de peine ». L'interné ne sait pas s'il sera libéré un jour.
- Motif de l'incarcération : chaque catégorie utilisée pour cette enquête regroupe une série de motifs. Ainsi par exemple, la catégorie mœurs regroupe les sous-catégories, viol, viol sur mineur de moins de 10 ans, viol sur mineur, attentat à la pudeur, tentative de viol, tentative de…
- Date de début de l'incarcération : le jour de l'entrée en prison.
- Récidive : le détenu a déjà été en contact avec la « machinerie » judiciaire avant cette incarcération-ci.
- Date du procès prévue ou passée : date approximative car le procès peut durer plusieurs jours, le passage devant la Chambre du Conseil qui décide de la prolongation de la détention préventive est considéré par certains comme la date du procès.

- Durée de peine et reste à purger : donnée exprimée en mois.
- Mutation de cellule : les détenus peuvent être changés de cellule pour des raisons administratives ou disciplinaires.
- Le type de régime carcéral mérite quelques explications :
  - Normal : le détenu vit dans des conditions similaires aux autres détenus.
  - Puni : suite à une procédure disciplinaire interne, le détenu peut être privé de téléphone, privé de visite, avoir des visites derrière une vitre, aller au préau individuel.
  - Cachot : cellule de punition avec pour seul mobilier un lit scellé dans le sol, un évier et un w.c., aucun objet personnel n'est autorisé, le tabagisme y est interdit. Certains détenus s'y rendent sur base volontaire car ils se sentent menacés par d'autres détenus, pour rencontrer le directeur (les détenus au cachot sont vus tous les jours par la direction de l'établissement), parce qu'ils veulent qu'une grève de la faim soit prise plus au sérieux, parce qu'ils veulent se sevrer de l'héroïne à l'abri des tentations. La plupart du temps ils se retrouvent au cachot suite à une décision disciplinaire conséquente de faits très graves.
  - Cellule nue : version édulcorée du cachot.
- Nombre de personnes dans la cellule : les détenus peuvent être incarcérés en solo, en duo, en trio, en quatuor ou en dortoir. La multiplication de détenus dans la même cellule est liée à la surpopulation chronique des prisons belges (en 2005, 9330 détenus en moyenne pour 8133 places). Les détenus condamnés sont mis de préférence seul. Les autorités de la prison, parfois sur conseil du Service Médical, essaient de regrouper des détenus susceptibles de s'entendre. La présence de plusieurs détenus dans la même cellule peut entraîner différents problèmes qui vont du conflit pour le choix du programme télévisé au viol en passant par le ronfleur qui dérange les autres ou le non fumeur parmi les fumeurs.
- Travail dans la prison : par le travail dans la prison, les détenus peuvent améliorer leur ordinaire tout en s'occupant. Malheureusement, il n'y a pas de

travail pour tous tant pour une question de besoins que de moyens. Il n'est cependant pas rare de voir des détenus travailler bénévolement.

3.4.2.3. Vie familiale du détenu

- Date de la dernière visite : cette donnée facilement accessible pour le personnel infirmier permet d'une part de voir si le détenu reçoit des visites et d'autre part de voir si l'automutilation est proche dans le temps de la visite.

- Qualité du visiteur : le détenu a le droit de voir toute une série de personnes, allant de la famille proche, aux amis en passant par les travailleurs sociaux, visiteurs de prison ou avocats.

- Evénement familial passé : un détenu perd toute maîtrise avec l'extérieur, il ne sait pas assister à la fin de vie d'un proche, à un mariage voire à la naissance d'un enfant. Bon nombre de détenus entrent en détention avec un conjoint, une épouse et en ressortent seuls.

- Evénement familial futur : comme pour l'item précédent, le détenu peut appréhender un événement familial futur auquel il ne pourra pas assister physiquement.

- Type d'événement : les types d'événements ont été regroupés par catégories :
    - rupture de liens familiaux : séparation, adultère, divorce, refus de visite, refus de présentation d'enfants;
    - santé : maladie, décès de proche;
    - perte matérielle : cambriolage, incendie;
    - famille : grossesse, anniversaire enfants.

- Conjoint actuellement : maintient d'un lien affectif avec l'extérieur, le lien affectif peut être rassurant (besoin d'aimer et d'être aimé) mais aussi source d'angoisse, comment fait l'autre pour se débrouiller seul ? Pourra-t-il faire vivre la famille ? Restera-t-il fidèle ?

3.4.2.4. Aspects médicaux

L'état de santé, réel ou ressenti influence-t-il les pratiques d'automutilation ?

- Date de la dernière visite chez le médecin et le psychiatre : le but est de voir si le détenu a vu un médecin ou un psychiatre peu avant de s'automutiler.

- Cancer et maladie dégénérative : les cancers et maladies dégénératives se retrouvent dans les mêmes proportions dans la population détenue que dans la population incarcérée.

- Maladie chronique : la proportion de maladies chroniques est la même en prison qu'à l'extérieur sauf pour l'hépatite C devenue chronique qui est multipliée par un facteur 10. L'hépatite C est liée aux comportements à risques des toxicomanes par intraveineuse.

- Infections sexuellement transmissibles (I.S.T.) : sont repris dans cette catégorie le SIDA (facteur 10 par rapport à l'extérieur) l'hépatite B et toutes les I.S.T. bénignes.

- Toxicomanie : la drogue la plus consommée en prison est le cannabis (29% de la population carcérale) suivie de près par l'héroïne (13%), 33% des détenus avouent avoir consommé au moins une fois une drogue illégale au cours de leur incarcération (HARIGA, TODTS, DOULOU, MUYS, et al, 2003).

  Les enquêteurs dans le cadre de notre recherche ne devaient pas faire la distinction entre les différents types de drogue mais simplement relever la consommation de drogue illégale en prison.

- Traitement : plus de 50% des détenus ont un traitement psychotrope prescrit par le Service médical.

3.4.2.5. L'automutilation

- Date de l'automutilation : permet d'être mise en liaison avec la date anniversaire du procès, de l'incarcération, la date de la dernière visite, la date de la dernière rencontre avec le médecin et la date de certains événements particuliers telles les grèves du service de surveillance.

- Heures de l'automutilation : les heures ont été regroupées en périodes de la journée :
  - 6H-12H : Matin
  - 12H-18H : Après midi
  - 18H-22H : Soir
  - 22H-6H : Nuit

- Lieu de l'automutilation dans la prison: les détenus ne restent pas 24H/24H dans leur cellule, ils vont au préau, en visite, en salles communes pour certains, ils ont donc d'autres endroits que leur cellule pour se livrer à l'automutilation.

- Site de l'automutilation : l'automutilation peut se faire à différents endroits du corps, quand un détenu s'automutile à plusieurs endroits, c'est le plus « abîmé » qui entre en ligne de compte pour la classification.
  - Membres supérieurs : bras, poignet, avant bras et main.
  - Membres inférieurs : toute la jambe.
  - Tronc : thorax et abdomen.
  - Cou.
  - Visage.
  - Sexe.

- Conséquences de l'automutilation : le but est de mesurer la gravité de l'automutilation. La gravité a été reportée sur une échelle de 1 à 5.
  - 1 : Plaie superficielle sans cicatrice et sans nécessité de points de suture.
  - 2 : Plaie superficielle ne nécessitant pas de points de suture mais l'utilisation de Stéri-Strip® ou de Dermobond® (colle pour la peau)
  - 3 : Nécessité de points de suture, cicatrice ou impotence fonctionnelle résiduelle.
  - 4 : Extraction vers un service d'urgence nécessaire.
  - 5 : Mort du patient suite à l'automutilation.

- Le patient s'est-il déjà automutilé au cours d'une (de cette) incarcération : le but est de mesurer le taux de récidive de ces pratiques en prison.

- Le patient s'est-il déjà automutilé en dehors d'une incarcération : le but est de voir si le comportement de l'automutilant est une habitude qui ne fait que se prolonger en prison ou si c'est un comportement propre à la prison.

- Raison principale de l'automutilation : cette question se divise en deux volets, il y a la version du détenu et l'interprétation du praticien qui complète le questionnaire.

    - Chantage vis-à-vis de l'autorité : le détenu essaie de faire pression sur l'autorité pénitentiaire, médicale etc... en montrant qu'il est capable de passer à l'acte.

    - Chantage vis-à-vis de la famille : le détenu essaie de faire pression sur son entourage, le tissu social à l'extérieur en montrant qu'il est capable de passer à l'acte.

    - Scarification rituelle : de mémoire d'infirmiers en milieu carcéral, des circoncisions chez de nouveaux convertis ont déjà été observées en prison, de même que des excisions ou des automutilations afin d'avoir des cicatrices qui montrent l'appartenance à un groupe. Il convient ici de faire la distinction entre cérémonial et rituel. Le rituel est un acte qui se fait pour un groupe ou à l'intérieur d'un groupe. Le cérémonial est un acte personnel, l'automutilation peut faire l'objet d'un cérémonial quand l'automutilateur utilise toujours la même lame de rasoir, commence toujours au même endroit, le fait en allumant telle lampe etc...[24]

    - Recherche d'attention : un détenu qui s'automutile est immédiatement dirigé vers le service médical où il est soigné, questionné, réconforté.

---

[24] Journée d'étude sur « les automutilations » par le Docteur Robert Neuburger psychiatre Directeur du Centre d'Etude de la Famille (CEFA) à Paris, organisée par FORESTIERE ASBL (Groupe de formation et de recherche en thérapies systémiques) le 13/03/2006.

- Masochisme : certains automutilés éprouvent un réel plaisir à voir leurs plaies qui s'agrandissent au fur et à mesure que la lame de rasoir progresse sur leur peau.
- Tentative de suicide : certains détenus qui s'automutilent le font quand même dans le but de mettre fin à leur vie (vénosection).
- Manière d'évacuer le stress : certains automutilants prétendent que ces pratiques les détendent, les calment.
- Réaction par rapport à l'extérieur : le détenu réagit par rapport à des événements extérieurs.
- Réaction par rapport aux autres détenus : automutilations en réaction aux attitudes, paroles d'autres détenus.
- Réaction par rapport à l'autorité : automutilation en réaction « au système », à une décision quelconque de l'autorité, que ce soit un tribunal, un surveillant, un médecin ou la direction de la prison.

3.6. Mesures complémentaires

Les questionnaires n'étaient pas tous remplis de manière claire et certaines données étaient manquantes. Afin d'avoir un maximum d'informations, une demande d'information complémentaire était formulée systématiquement pour chaque donnée manquante. Les personnes qui avaient complété le questionnaire devaient s'identifier sur celui-ci. Toutes les demandes d'informations complémentaires ont fait l'objet de recherches complémentaires par le personnel de terrain. La plupart des données manquantes ont pu être ajoutées, les quelques informations qui manquaient encore, ont été encodées comme inconnues.

Afin de pouvoir mesurer dans la population de référence certaines données qui n'étaient pas disponibles avec le logiciel Sidis©, un comptage a été effectué le 1er mars 2006 dans 11 prisons choisies aléatoirement tout en tenant compte des strates relatives au statut pénal et au sexe. Le 01/03/2006 il y avait 9294 détenus incarcérés en Belgique (hors surveillance électronique, nourrissons et détenus hospitalisés extra-muros) 3546 d'entre eux sont concernés par le comptage.

Données récoltées lors du comptage : nombre de détenus punis, au cachot, en cellule nue, en solo, en duo, en trio, en quatuor, en dortoir et travailleurs.

3.7. Analyses statistiques

La comparaison de proportions a été effectuée quand cela était possible par le test du Khi² ou le test exact de FISHER.

4. Résultats

Avertissement : les taux d'automutilation exposés ci-dessous relèvent d'une approximation relative. En effet les proportions d'automutilants pour chaque catégorie sont mesurées par l'incidence cumulée sur une période de 6 mois tandis que les différentes proportions de la population carcérale sont relevées à un jour précis.

4.1. Taux de réponses

Entre le 1er juin 2005 et le 30 novembre 2005, 113 questionnaires ont été retournés au Service de Santé pénitentiaire, ce nombre peut être comparé au nombre de prestations encodées par les médecins généralistes au cours de la même période. En effet, les médecins généralistes qui travaillent en prison tarifient de manière électronique leurs actes, donc si nous faisons le décompte du nombre de code 48, ce code correspond à « suture par fil de plaies multiples par automutilation », nous avons une idée du taux de réponse pour les automutilations classifiées au niveau 3 de gravité.

Pour la période comprise entre le 1er juin et le 30 novembre, il y a eu 49 codes 48[25]. Lors de la même période, 44 automutilations ont été classées au 3ème degré de gravité (nécessité de sutures) sur le questionnaire. Nous pouvons donc observer que le taux de réponses est de plus de 89 % pour ce qui concerne les automutilations nécessitant une suture.

Onze questionnaires ont été rejetés car ils concernaient des détenus qui se sont automutilés plusieurs fois entre le 1er juin et le 30 novembre 2005. Six détenus se sont mutilés plusieurs fois, ils totalisent un total de 17 automutilations sur la période couverte par l'enquête. Cinq d'entre eux étaient internés.

4.2. Informations générales sur le détenu

4.2.1. Âge de l'automutilant

4.2.2. Le lieu de naissance

4.2.3. Répartition des automutilants selon le genre

4.2.4. Répartition selon la formation professionnelle

---

[25] Source: Cellule informatique Direction générale Exécution Peines et Mesures, Service de Santé pénitentiaire.

4.2.5. Répartition selon l'état civil

4.2.1. Âge de l'automutilant

Tableau 3 : Automutilations par tranches d'âges

Âge	Détenus[26]	Automutilants	Taux d'automutilation %
< 21 ans	520	8	1,50
21-25 ans	1551	24	1,50
26-30 ans	1796	21	1,20
31-35 ans	1717	23	1,30
36-40 ans	1329	13	1,00
> 40 ans	2446	13	0,50
Inconnu	12	0	0,00
Total	**9371**	**102**	**1,10**

La catégorie « détenus » reprend les détenus incarcérés le 18/11/2005, ne sont pas inclus : les nourrissons, les détenus des E.D.S. de Mons et Tournai et les détenus sous régime de surveillance électronique.

La moyenne d'âge de l'automutilant est de 31,8 ans +/- D.S. de 9.38, le premier quartile est à 23 ans, la médiane à 30 ans et le troisième quartile à 36 ans.

La moyenne d'âge[27] de la population carcérale totale est de 34,6 ans le premier quartile est à 26 ans, la médiane à 36 ans et le troisième quartile à 41 ans. La moyenne d'âge de la population carcérale totale est incluse dans l'intervalle de confiance de la moyenne d'âge des automutilants. La différence de moyenne n'est donc pas significative.

---

[26] Source : Cellule statistiques du S.P.F. Justice Direction générale Exécution des Peines et Mesures (population carcérale le 18/11/2005)

[27] Source : Cellule statistiques du S.P.F. Justice Direction générale Exécution des Peines et Mesures (population carcérale le 18/11/2005)

Les détenus de plus de 40 ans représentent 26% de la population carcérale alors qu'ils représentent 12.7 % des automutilants.

La catégorie « plus de 40 ans » a donc été testée en opposition avec les « 18- 40 ans ».

Khi^2 1dl=9.54 p<0.01

Mesures d'association :

Rapport des automutilations cumulées (risque relatif) :

RR (IC95%)= 2.42 (1.38 ; 4.24)

4.2.2. Le lieu de naissance

Tableau 4 : Répartition détenus et automutilants selon le lieu de naissance

Lieu de naissance	Détenus[28]	Automutilants	Taux d'automutilation (%)
Belgique	5686	68	1,2
Afrique	1743	19	1,1
Europe	1527	14	0,9
Asie	293	1	0,3
Amérique	90	0	0,0
Inconnu	31	0	0,0
Océanie	1	0	0,0
Totaux	9371	102	1,1

Les différences de taux d'automutilation entre les différentes catégories de lieu de naissance ne sont pas significatives. Le test Khi^2 pour la population asiatique versus les autres lieux de naissance nous donne un p>0.05.

---

[28] Source : Cellule statistiques du S.P.F. Justice Direction générale Exécution des Peines et Mesures (population carcérale le 18/11/2005)

4.2.3. Répartition des automutilants selon le genre

Tableau 5 : Répartition selon le genre

Genre	Population carcérale[29]	Automutilants	Taux d'automutilation (%)
Hommes	8837	98	1,11
Femmes	406	4	0,99
Total	9243	102	1,10

Les différences de taux d'automutilation entre les hommes et les femmes ne sont pas significatives (p>0.05).

4.2.4. Répartition selon la formation professionnelle

Tableau 6 : Répartition des automutilants selon la formation professionnelle

Formation	Fréquence	%
Etudiants	1	1
Universitaires	1	1
Ouvriers	23	22,6
Sans	77	75,5

Cette variable n'est pas reprise dans les données SIDIS, il ne m'est donc pas possible de les comparer à la population de référence. On peut remarquer que plus de 75% des automutilants n'ont aucune formation professionnelle.

---

[29] Source : Cellule statistiques du S.P.F. Justice Direction générale Exécution des Peines et Mesures (population carcérale le 22/08/2005)

4.2.5. Répartition selon l'état civil

Tableau 7 : Répartition détenus et automutilants selon l'état civil

Etat civil	Détenus[30]	Automutilants	Taux d'automutilation (%)
Célibataires	6186	83	1,34
Divorcés	1033	5	0,48
Mariés	1759	13	0,74
Veufs	112	1	0,89
Inconnu	281	0	0,00
Totaux	**9371**	**102**	**1,09**

Plus de 80% des automutilants ont un état civil célibataire. Nous retombons à 66% de célibataires pour la population de référence.

La différence de taux d'automutilation pour les célibataires versus les autres catégories nous montre un Khi^2 à 1dl de 10.84 p<0.001

Mesures d'association :

Rapport des automutilations cumulées (risque relatif) :

RR (IC95%)= 2.25 (1.39 ; 3.64)

4.3. Conditions de l'incarcération et de la détention

4.3.1. Statut pénal

4.3.2. Motif de l'incarcération

4.3.3. Taux de récidivistes chez les automutilants

4.3.4. Fréquence des automutilations selon la durée de la peine de prison

4.3.5. Ce qu'il reste à purger au moment de l'automutilation

4.3.6. Mutation au cours des 5 derniers jours

---

[30] Source : Cellule statistiques du S.P.F. Justice Direction générale Exécution des Peines et Mesures (population carcérale le 18/11/2005)

4.3.7. Régime carcéral.

4.3.8. Nombre de codétenus.

4.3.9. Travail dans la prison.

4.3.1. Statut pénal

Tableau 8 : Statut pénal des détenus et automutilants

Statut pénal	Détenus[31]	Automutilants	Taux d'automutilation (%)
Prévenus	3350	38	1,13
Condamnés	4830	46	0,95
Internés	856	18	2,10
Divers	139	0	0,00
Totaux	**9175**	**102**	**1,11**

La différence de taux d'automutilation pour les internés versus les autres catégories nous montre un Khi² 1dl de 9.00 p<0.01

Mesures d'association :

Rapport des automutilations cumulées (risque relatif) :

RR (IC95%)= 2.13 (1.30 ; 3.49)

---

[31] Source : Cellule statistiques du S.P.F. Justice Direction générale Exécution des Peines et Mesures (population carcérale le 30/07/2005)

4.3.2. Motif de l'incarcération

Tableau 9 : Infraction justifiant l'incarcération

Infraction	Détenus[32]	Auto-mutilants	Taux d'automutilation (%)
Coups et blessures	3351	12	0,36
Incendie volontaire	368	7	1,90
Mœurs	3213	17	0,53
Homicide et tentative	1355	10	0,74
Stupéfiants	2879	20	0,69
Vol	11808	33	0,28
Divers	5914	3	0,05
Totaux	**27907**	**102**	**0,37**

Les types d'infractions sont regroupés par grands thèmes. Il n'est pas possible de distinguer les motifs majeurs des motifs mineurs pour la population de référence. Ainsi une personne incarcérée pour un hold-up pourrait avoir les chefs d'inculpations suivants : vol simple (voiture volée pour le hold-up), association de malfaiteurs (complices), port d'arme illégal (armes à feu utilisées), menaces (menaces aux clients), vol avec violence (hold-up), mise en danger de la vie d'autrui ou tentative de meurtre s'il a tiré dans la banque, s'ajoute à cela toute une série d'infractions de roulage lors de la fuite … Cet exemple illustre les chefs d'inculpations ou motifs d'incarcération qu'il est possible de trouver chez un individu. Le total des infractions trouvées dans la base de données est de 27907 et doit être partagé entre les 9175 détenus présents le jour du relevé.

---

[32] Source : Cellule statistiques du S.P.F. Justice Direction générale Exécution des Peines et Mesures (population carcérale le 30/07/2005)

Les enquêteurs ne devaient relever que le motif d'incarcération principal. Les chiffres entre la population de référence et les automutilants peuvent néanmoins, selon moi, être comparés. En effet, le regroupement de tous les chefs de détention en grandes catégories a été fait de manière à réunir les mêmes types d'infractions.

Les trois automutilants regroupés dans la catégorie divers ont été incarcérés respectivement pour défaut de paiement de pension alimentaire, harcèlement et menaces.

Le taux d'automutilation pour les détenus incarcérés du chef d'incendie volontaire est plus élevé que pour les autres catégories si nous le testons versus les autres catégories, nous obtenons un Khi^2 à 1dl de 24.18 p<0.001

Mesures d'association :

Rapport des automutilations cumulées (risque relatif) :

RR (IC95%)= 5.51 (2.79 – 10.89)

Le taux d'automutilation pour les détenus incarcérés du chef d'homicide ou tentative versus les autres catégories nous montre un Khi^2 à 1dl de 5.43 p<0.05

Mesures d'association :

Rapport des automutilations cumulées (risque relatif) :

RR (IC95%)= 2.13 (1.13 ; 4.02)

Le taux d'automutilation pour les détenus incarcérés du chef de stupéfiants versus les autres motifs d'incarcération nous montre un Khi^2 1dl=9.55 p<0.01

Mesures d'association :

Rapport des automutilations cumulées (risque relatif) :

RR (IC95%)= 2.12 (1.32 ; 3.42)

4.3.3. Taux de récidive chez les automutilants

Près de 61% des automutilants ont déjà été incarcérés avant cette détention-ci. Il ne s'agit pas ici de la définition légale de la récidive qui est : condamnation antérieure à celle en cours. Mais il s'agit des détenus ayant déjà été incarcérés avant cette incarcération-ci. En effet, on peut avoir été condamné à une autre peine qu'une peine de prison, par exemple, travaux d'intérêt général, amende, suspension du permis de conduire etc…

4.3.4. Fréquence des automutilations selon la durée de la peine de prison

Tableau 10 : Fréquence des automutilations selon la durée de la peine

Durée (mois)	Fréquence	%	% sans les	% cumulés sans les
inconnue	56	54,9	durées inconnues	durées inconnues
12	1	1,0	2,2	2,2
24	6	5,9	13,0	15,2
29	2	2,0	4,3	19,6
30	2	2,0	4,3	23,9
32	1	1,0	2,2	26,1
36	6	5,9	13,0	39,1
42	1	1,0	2,2	41,3
48	1	1,0	2,2	43,5
51	1	1,0	2,2	45,7
60	13	12,7	28,3	73,9
84	3	2,9	6,5	80,4
120	3	2,9	6,5	87,0
136	1	1,0	2,2	89,1
144	1	1,0	2,2	91,3
240	2	2,0	4,3	95,7
264	1	1,0	2,2	97,8
360	1	1,0	2,2	100,0

Les 56 détenus sans durée de peine sont pour 38 d'entre eux des prévenus et pour 18 d'entre eux des internés. La durée de peine moyenne est de 77.9 (66.77 ; 77.9) mois.

4.3.5. Ce qu'il reste à purger au moment de l'automutilation

Cette question n'était pas pertinente, seules 35 réponses sur 102 questionnaires. 56 prévenus et internés ne connaissent pas la durée de leur peine. La raison d'absence de réponse ou d'incohérence est liée à la non connaissance de la date effective de libération. En effet, un condamné primaire est admissible à la libération conditionnelle au tiers de la peine à laquelle il a été condamné, un récidiviste est admissible aux deux tiers de la peine. Admissible ne veut pas dire libéré mais bien possibilité d'être libéré si la Commission de Libération Conditionnelle marque son accord. S'ajoute aussi à l'incertitude de durée de la peine la possibilité d'être jugé pour un fait alors que d'autres procès sont encore en cours.

La peine court le premier jour de la détention préventive et non le jour du prononcé de la peine. S'ajoutent aussi les différentes voies de recours qui compliquent encore la difficulté de calcul de la date de sortie effective. Enfin, seules les peines prononcées par une Cour d'Assises sont absorbantes (seule la plus lourde est retenue et exécutée), les autres peines sont cumulatives. Dès lors, le personnel médical, non formé à ces complexités juridiques, a éprouvé de grandes difficultés pour répondre correctement à cette question.

4.3.6. Mutation au cours des 5 derniers jours

L'information est manquante pour 3 automutilants.

Pour obtenir le taux d'automutilation entre les détenus qui ont changé de cellule et les autres, j'ai utilisé les données fournies par le comptage complémentaire du 01/03/2006. Le taux de mutation au cours des 5 derniers jours était de 10.9%. Si j'applique ce taux à la population de référence habituellement utilisée, j'obtiens le tableau suivant.

Tableau 11 : Mutations au cours des 5 derniers jours

Mutations	Population carcérale[33]	Automutila nts	Taux d'automutilation (%)
oui	1021	63	6,17
non	8350	33	0,40
Total	9371	96	1,02

L'association mutation au cours des 5 derniers jours et automutilation est très forte avec un Khi^2 à 1 dl de 299.26 p<0.001. Le risque relatif est de 15.61 (10.3 ; 23.67).

4.3.7. Régime carcéral

Tableau 12 : Régime carcéral

Régime carcéral	Détenus[34]	Automutilan ts	Taux d'automutilations (%)
Normal	9075	84	0,93
Puni	249	10	4,02
Cachot	48	8	16,81
Totaux	9371	102	1,09

Avec un p<0.001 obtenu par le test exact de Fisher, nous pouvons constater une relation entre le fait d'être au cachot et la tendance à s'automutiler, le risque relatif est de 16.53 (8.51; 32.11).

---

[33] Chiffres obtenus par l'application des proportions du comptage complémentaire fait 01/03/2006 au nombre de détenus incarcérés le 30/11/2005.

[34] Chiffres obtenus par l'application des proportions du comptage complémentaire fait 01/03/2006 au nombre de détenus incarcérés le 30/11/2005.

4.3.8. Nombre de codétenus

Tableau 13 : Nombre de codétenus

Nombre de codétenus	Détenus	Automutilants	Taux d'automutilation (%)
Solo	5397	44	0,82
Duo	2433	30	1,23
Trio	867	20	2,31
Quatuor	288	5	1,73
Dortoir (+de 20)	386	3	0,78
Totaux	**9371**	**102**	**1,09**

La situation des trio est typique de la surpopulation, les prisons ont été conçues pour accueillir des détenus seuls, à deux, quatre ou en dortoir. Le trio est un duo auquel l'autorité pénitentiaire a ajouté un lit.

Nous pouvons donc mesurer la relation entre le fait d'être en trio et la tendance à l'automutilation. Avec un Khi² à 1 dl de 13.17 $p<0.001$, cette relation est significative. Le risque relatif est de 2.39 (1.47 ; 3.88)

4.3.9. Travail dans la prison

Tableau 14 : Travailleurs dans la prison

Travail	Détenus[35]	Automutilants	Taux d'automutilation
Oui	2737	14	0,51
Non	6634	88	1,33
Total	**9371**	**102**	**1,09**

---

[35] Chiffres obtenus par l'application des proportions du comptage complémentaire fait 01/03/2006 au nombre de détenus incarcérés le 30/11/2005.

Le taux de détenus non travailleurs qui s'automutilent est nettement plus élevé que pour les travailleurs. Cette relation entre la tendance à l'automutilation et l'absence d'activité se vérifie avec un Khi² à 1 dl de 11.95 et un p<0.001. Le risque relatif est de 2.59 (1.48; 4.55).

4.4. Vie familiale du détenu

4.4.1. Dernière visite

4.4.2. Qualité du visiteur

4.4.3. Événement familial passé ou futur

4.4.4. Type d'événement

4.4.5. Conjoint actuellement

4.4.1. Dernière visite

Vingt-huit (27.4%) détenus n'ont jamais eu de visite au cours de leur incarcération, 34 (33.3%) ont eu une visite dans les cinq jours qui précèdent leur automutilation dont 9 (8.8%) la veille et 5 4.9%) le jour même. Les 60.07 % ont déjà eu au moins une visite depuis leur incarcération mais pas à une date proche de leur automutilation.

4.4.2. Qualité du visiteur

Tableau 15 : Qualité du visiteur

Qualité	n	%
Compagnon	21	28,4
Avocat	18	24,3
Parent	12	16,2
Visiteur social	9	12,2
Fratrie	6	8,1
Famille second degré	3	4,1
Enfant	2	2,7
Police	2	2,7
Ami	1	1,4
Total	**74**	**100**

Cette donnée ne figure pas dans Sidis, il ne m'est donc pas possible de la comparer avec la population carcérale totale.

4.4.3. Événement familial passé ou futur

Treize (12.7%) automutilants prétendent avoir vécut un événement familial dans le mois qui précède l'automutilation.

Trois (2.9%) automutilants prétendent avoir un événement familial en prévision pour le mois qui suit l'automutilation.

4.4.4. Type d'événement

Tableau 16 : Type d'événement

Evénement	Fréquence	%
Fin de couple	9	56,3
Maladie, deuil	5	31,3
Naissance	1	6,3
Anniversaire enfant	1	6,3
Total	**16**	**100**

Cette donnée ne figure pas dans Sidis, il ne m'est donc pas possible de la comparer avec la population carcérale totale.

4.4.5. Conjoint actuellement

Cinquante-neuf (58%) détenus automutilants n'avaient pas de conjoint à l'extérieur au moment de leur passage à l'acte.

4.5. Aspects médicaux

4.5.1. Visite chez le médecin avant l'automutilation

4.5.2. Visite chez un psychiatre les jours précédents l'automutilation

4.5.3. L'automutilant et la maladie

4.5.4 L'automutilant et la toxicomanie

4.5.5 L'automutilant et les psychotropes prescrits

4.5.1. Visite chez le médecin avant l'automutilation

Tableau 17: Nombre de jours qui séparent la dernière visite chez le médecin de l'automutilation

Jours avant automutilation	Fréquence	%	% cumulés
j	11	10,8	10,8
j+1	19	18,6	29,4
j+2	15	14,7	44,1
j+3	6	5,9	50,0
j+4	2	2,0	52,0
j+5	6	5,9	57,8
j+6	2	2,0	59,8
j+7	9	8,8	68,6
j+8	4	3,9	72,5
j+9	6	5,9	78,4
j+10	1	1,0	79,4
+de 10j	21	20,6	100,0

4.5.2. Visite chez un psychiatre les jours précédents l'automutilation

Tableau 18 : Jours qui séparent la visite chez un psychiatre de l'automutilation

Jours entre la visite et l'automutilation	Fréquence	%	% cumulés
0-4	14	25,9	25,9
5-9	13	24,1	50,0
10-19	9	16,7	66,7
20-29	5	9,3	75,9
30 et +	13	24,1	100,0
Total	54		

4.5.3. L'automutilant et la maladie

Un pour cent des automutilants avaient un cancer, 3% une maladie dégénérative et 23% une maladie chronique. 14.7% avaient une infection sexuellement transmissible.

4.5.4 L'automutilant et la toxicomanie

Tableau 19: Consommation de drogue illégale

Consommation de drogue illégale	Détenus [36]	Automutilants	Taux d'automutilation (%)
Oui	3092	58	1,88
Non	6279	44	0,70
Totaux	9371	102	1,09

Avec un Khi^2 de 26.57 p<0.001, nous pouvons observer qu'il existe une relation entre la consommation de drogue illégale en prison et l'automutilation. Le risque relatif est de 2.68 (1.81 ; 3.95).

4.5.5. L'automutilant et les psychotropes prescrits

Tableau 20: Psychotropes prescrits chez les automutilants

Famille de psychotropes	Consommation chez les automutilants (%)
Neuroleptiques	56,9
Somnifères	52,0
Anxiolytiques	50,0
Antidépresseurs	48,0

---

[36] Chiffres obtenus par l'application des proportions du monitoring du risque sanitaire dans 10 prisons belges (HARIGA., TODTS., DOULOU., MUYS., et al,2004) au nombre de détenus incarcérés le 30/11/2005.

4.6. L'automutilation

4.6.1. Le jour de la semaine

4.6.2. Le mois

4.6.3. Le moment de la journée

4.6.4. Endroit de la prison où le détenu s'est automutilé

4.6.5. Site de l'automutilation

4.6.6. Gravité de l'automutilation

4.6.7. Passé automutilatoire de l'automutilant

4.6.8. Raison principale de l'automutilation selon le soignant

4.6.1. Le jour de la semaine

Tableau 21 : Distribution des automutilations selon le jour de la semaine

Jour	Distribution des automutilations (%)
Lundi	14,7
Mardi	15,7
Mercredi	14,7
Jeudi	19,6
Vendredi	16,7
Samedi	10,8
Dimanche	7,8
Total	100,0

4.6.2. Le mois

Tableau 22 : Distribution des automutilations selon le mois

Mois	Répartition des automutilations (%)
Juin	23,5
Juillet	25,5
Août	15,7
Septembre	20,6
Octobre	7,8
Novembre	6,9
Total	**100,0**

4.6.3. Le moment de la journée

Tableau 23 : Relation entre le moment de la journée et différentes variables personnelles

	Moment de l'automutilation (%)				
	Matin	Après-midi	Soir	Nuit	
Automutilateur	33,30	27,50	20,60	18,60	100%
Âge					p>0.05
- de 40 ans	34,1	26,1	22,7	17,0	100%
40 ans et +	28,6	35,7	7,1	28,6	100%
Formation professionnelle					p>0.05
Avec	44,0	28,0	20,0	8,0	100%
Sans	27,9	27,3	26,7	18,1	100%
Statut pénal					p>0.05
Condamné	23,9	32,6	19,6	23,9	100%
Interné	27,8	38,9	16,6	16,7	100%
Prévenu	47,4	15,8	23,6	13,2	100%
Motif incarcération					p<0.01
Coups et blessures	35,7	50,0	0,0	14,3	100%
Divers	0,0	66,7	0,0	33,3	100%
Homicide et tentative	0,0	50,0	30,0	20,0	100%
Incendie volontaire	14,3	28,6	57,1	0,0	100%
Mœurs	60,0	13,3	13,3	13,3	100%
Stupéfiants	15,0	55,0	10,0	20,0	100%
Vol	15,0	55,0	10,0	20,0	100%
Récidive					p>0.05
Oui	32,3	30,6	17,7	19,4	100%
Non	35,0	22,5	25,0	17,5	100%

Tableau 23 (suite): Relation entre le moment de la journée et différentes variables personnelles

	Moment de l'automutilation (%)				
	Matin	Après-midi	Soir	Nuit	
Automutilateur	33,30	27,50	20,60	18,60	100%
Mutation					p>0.05
Oui	27,3	33,3	24,2	15,2	100%
Non	36,5	25,4	15,9	22,2	100%
Régime carcéral					p>0.05
Cachot	44,4	33,3	11,1	11,1	100%
Normal	33,3	25,9	23,5	17,3	100%
Puni	18,2	36,4	9,1	36,4	100%
Type de cellule					p>0.05
Solo	27,3	31,8	18,2	22,7	100%
Duo	40,0	26,7	20,0	13,3	100%
Trio	45,0	15,0	25,0	15,0	100%
4 et +	12,5	37,5	25,0	25,0	100%
Travail en prison					p>0.05
Oui	21,4	28,6	21,4	28,6	100%
Non	35,2	27,3	20,5	17,0	100%
Conjoint					p>0.05
Oui	36,4	20,5	20,5	22,7	100%
Non	31,0	32,8	20,7	15,5	100%
Toxicomanie en prison					p>0.05
Oui	37,9	31,0	19,0	12,1	100%
Non	27,3	22,7	22,7	27,3	100%

Pour ce tableau, les items « étudiant », « universitaire » et « ouvrier » sont regroupés dans la catégorie « avec formation professionnelle ».

4.6.4. Endroit de la prison où le détenu s'est automutilé

Pour 95.1% des automutilants, le lieu du passage à l'acte était leur cellule. Les 4.9% restant avaient au moins un codétenu.

4.6.5. Site de l'automutilation

Tableau 24 : Site de l'automutilation

Site de l'automutilation	Distribution	%
Membres supérieurs	90	88,2
Cou / visage	4	3,9
Sexe	1	1,0
Tronc	7	6,9
Total	102	100,0

4.6.6. Gravité de l'automutilation

Tableau 25 : Gravité de l'automutilation

Gravité de l'automutilation	Distribution	%
Plaie superficielle	15	14,7
Dermobond / Stéristrip	29	28,4
Sutures	49	48,0
Urgences	9	8,8
Total	102	100,0

Tableau 26 : Relation entre la gravité de l'automutilation et différentes variables personnelles

	Gravité (%)			
	Soins médicaux	Soins infirmiers		
Âge				p>0.05
- de 40 ans	55,7	44,3	100%	
40 ans et +	64,3	35,7	100%	
Formation				p>0.05
Avec	44,0	56,0	100%	
Sans	42,9	57,1	100%	
Statut				
Condamné	39,1	60,9	100%	p>0.05
Interné	66,7	33,3	100%	
Prévenu	36,8	63,2	100%	
Motif				
Coups et blessures	35,7	64,3	100%	p>0.05
Divers	66,7	33,3	100%	
Homicide et tentative	60,0	40,0	100%	
Incendie volontaire	42,9	57,1	100%	
Mœurs	46,7	53,3	100%	
Stupéfiants	65,0	35,0	100%	
Vol	66,7	33,3	100%	

Tableau 26 suite : Relation entre la gravité de l'automutilation et différentes variables personnelles

	Gravité (%)			
	Soins médicaux	Soins infirmiers		
Récidive				
Oui	58,1	41,9	100%	**p>0.05**
Non	55,0	45,0	100%	
Mutation				
Oui	60,6	39,4	100%	
Non	55,6	44,4	100%	
Régime				
Cachot	55,6	44,4	100%	**p>0.05**
Normal	56,8	43,2	100%	
Puni	63,6	36,4	100%	
Type de cellule				
Solo	54,5	45,5	100%	**p>0.05**
Duo	66,7	33,3	100%	
Trio	50,0	50,0	100%	
4 et +	50,0	50,0	100%	
Travail				
Oui	42,9	57,1	100%	**p>0.05**
Non	59,1	40,9	100%	
Conjoint				
Oui	61,4	38,6	100%	**p>0.05**
Non	53,4	46,6	100%	
Toxicomanie				
Oui	65,5	34,5	100%	**p<0.05**
Non	45,5	54,5	100%	

Pour ce tableau, la gravité de l'automutilation a été regroupée en 2 catégories, « besoin de soins médicaux » qui reprend les items « sutures » et « urgences », et « besoin de soins infirmiers » qui reprend les items « désinfection » et « Stéristrip ».

Les items « étudiant », « universitaire » et « ouvrier » sont regroupés dans la catégorie « avec formation professionnelle ».

4.6.7. Passé automutilatoire de l'automutilant

Tableau 27 : Relation entre le comportement automutilatoire passé et différentes variables personnelles

	Passé automutilatoire (%)					
	En dehors d'une détention			Au cours d'une détention		
	oui	non		oui	non	
Automutilateurs	45	55	100%	59	41	100%
Âge			p>0.05			p>0.05
- de 40 ans	45,5	54,5	100%	59,1	40,9	100%
40 ans et +	42,9	57,1	100%	57,1	42,9	100%
Formation			p>0.05			p>0.05
Avec	36,0	64,0	100%	56,0	44,0	100%
Sans	48,1	51,9	100%	59,7	40,3	100%
Statut			p>0.05			p<0.01
Condamné	45,7	54,3	100%	71,7	28,3	100%
Interné	66,7	33,3	100%	88,9	11,1	100%
Prévenu	34,2	65,8	100%	28,9	71,1	100%
Motif			p>0.05			p>0.05
Coups et blessures	57,1	42,9	100%	57,1	42,9	100%
Divers	33,3	66,7	100%	33,3	66,7	100%
Homicide et tentative	20,0	80,0	100%	60,0	40,0	100%
Incendie volontaire	42,9	57,1	100%	57,1	42,9	100%
Mœurs	46,7	53,3	100%	60,0	40,0	100%

Stupéfiants	45,0	55,0	100%	70,0	30,0	100%
Vol	48,5	51,5	100%	54,5	45,5	100%
Récidive			**p>0.05**			**p<0.05**
Oui	50,0	50,0	100%	69,4	30,6	100%
Non	37,5	62,5	100%	42,5	57,5	100%
Toxicomanie			**p>0.05**			**p>0.05**
Oui	51,7	48,3	100%	65,5	34,5	100%
Non	36,4	63,6	100%	50,0	50,0	100%

Pour ce tableau, les items étudiant, universitaire et ouvrier sont regroupés dans la catégorie « avec formation professionnelle ».

Tableau 28 : Relation entre l'automutilation à domicile et la récidive d'automutilation en prison

En dehors	Au cours d'une détention		
	+	-	
+	76,1%	23,9%	100,0%
-	44,6%	55,4%	100,0%

Khi² 1 dl =10.31 p<0.01

4.6.8. Raison principale de l'automutilation selon le soignant

Les enquêteurs devaient faire la distinction entre leur avis quant à la raison principale de l'automutilation et l'avis du détenu. Dans de très rares cas, il y avait dissonance entre les deux points de vue. J'expose ici les résultats concernant l'avis de l'enquêteur.

Tableau 29 : Raison principale de l'automutilation selon l'enquêteur

Raison principale de l'automutilation	Distribution	%
Chantage vis-à-vis de l'autorité	28	27,5
Calmer le stress, l'angoisse	24	23,5
Recherche d'attention	10	9,8
Réaction par rapport à l'autorité	9	8,8
Chantage vis-à-vis de la famille	3	2,9
Réaction par rapport à l'extérieur	8	7,8
Réaction par rapport aux autres détenus	3	2,9
Rituel	1	1,0
Tentative de suicide	16	15,7
Total	**102**	**100,0**

Tableau 30 : Relation entre le motif de l'automutilation et différentes variables personnelles

	Motifs de l'automutilation (%)					
	Attention	Chantage	Réaction	Stress	T.S.	
Âge						**p>0.05**
- de 40 ans	28,4	15,9	27,3	17,0	11,4	100%
40 ans et +	35,7	42,9	7,1	7,1	7,1	100%
Formation						**p<0.05**
Avec	24,0	28,0	8,0	32,0	8,0	100%
Sans	6,4	29,9	23,4	22,1	18,2	100%
Statut						**p>0.05**
Condamné	8,7	30,4	19,6	23,9	17,4	100%
Interné	27,8	22,2	16,7	22,2	11,1	100%
Prévenu	5,3	31,6	21,1	26,2	15,8	100%
Motif incarcération						**p<0.001**
Coups et blessures	7,1	21,4	14,3	50,0	7,1	100%
Divers	0,0	0,0	33,0	33,0	33,0	100%
Homicide et tentative	0,0	10,0	40,0	30,0	20,0	100%
Incendie volontaire	57,1	28,6	0,0	0,0	14,3	100%
Mœurs	6,7	33,3	20,0	26,7	13,3	100%
Stupéfiants	10,0	60,0	10,0	10,0	10,0	100%
Vol	9,1	21,2	24,2	24,2	21,2	100%
Récidive						**p>0.05**
Oui	9,7	32,3	16,1	25,8	16,1	100%
Non	12,5	25,0	25,0	22,5	15,0	100%

Tableau 30 suite : Relation entre le motif de l'automutilation et différentes variables personnelles

	Motifs de l'automutilation (%)					
	Attention	Chantage	Réaction	Stress	T.S.	
Mutation						**p>0.05**
Oui	9,1	21,2	30,3	15,2	24,2	100%
Non	11,1	33,3	15,9	28,6	11,1	100%
Régime						**p>0.05**
Cachot	11,1	22,2	33,3	11,1	22,2	100%
Normal	11,1	30,9	17,3	27,2	13,6	100%
Puni	9,1	27,3	27,3	9,1	27,3	100%
Type de cellule						**p>0.05**
Solo	9,1	22,7	18,2	22,7	27,3	100%
Duo	16,7	23,3	23,3	33,3	3,3	100%
Trio	5,0	55,0	15,0	15,0	10,0	100%
4 et +	12,5	25,0	25,0	25,0	12,5	100%
Travail						**p<0.05**
Oui	14,3	14,3	0,0	28,6	42,9	100%
Non	10,2	31,8	22,7	23,9	11,4	100%
Conjoint						**p>0.05**
Oui	4,5	34,1	15,9	25,0	20,5	100%
Non	15,5	25,9	22,4	24,1	12,1	100%
Toxicomanie						**p>0.05**
Oui	8,6	37,9	15,5	20,7	17,2	100%
Non	13,6	18,2	25,0	29,5	13,6	100%

Pour ce tableau, les différentes raisons de l'automutilation ont été regroupées en catégories . Les items « chantage vis-à-vis de l'autorité » et « chantage vis-à-vis de la famille » sont regroupés dans la catégorie chantage.

Les items « réaction vis-à-vis des autres détenus », « réaction par rapport à l'extérieur » et « réaction vis-à-vis de l'autorité » sont regroupés dans la catégorie « réaction ». Les items « rituel » et « stress » sont regroupés dans la catégorie « stress ». Les items « tentative de suicide » (T.S.) et « recherche d'attention » ne font pas l'objet d'un regroupement.

Les items « étudiant », « universitaire » et « ouvrier » sont regroupés dans la catégorie « avec formation professionnelle ».

5. Discussion

5.1. Ampleur du problème

L'incidence cumulée des automutilations par scarification dans les prisons belges pour la période comprise entre le 1er juin 2005 et le 30 novembre 2005 est de 1,2% (les détenus qui se sont automutilés plusieurs fois durant cette période sont inclus dans le calcul). Ce taux est inférieur à certains chiffres rencontrés dans la littérature. Quatre pour cent dans la population générale (BRIERE, 1998). Dans les prisons françaises, un taux de 1.8%, pour toute l'année 1997, d'automutilation était recensé (MARCHETTI, 2001). Une étude dans la prison de Kingston au Canada nous apprend que 59% des détenues interrogées révèlent s'infliger volontairement des blessures ou l'avoir déjà fait ; 16% disent ne pas l'avoir fait récemment.(HENEY, 1990)

Ces différences de chiffres entre cette étude et les autres ont, à mon avis, plusieurs explications :

D'une part, HENEY et MARCHETTI incluent dans leurs études tous les types d'automutilations (scarifications, brûlures, coups portés sur la tête, ingestion d'objet,...). Ce n'est pas le cas ici, ne sont inclues que les automutilations par scarification. De plus HENEY ne fait pas de distinction entre les automutilations en prison et hors prison mais s'intéresse à la prévalence du comportement automutilatoire des délinquantes de la prison de Kingston. La mesure de MARCHETTI concerne une année entière, tandis que cette étude-ci ne porte que sur 6 mois.

D'autre part, BRIERE estime les automutilations pour la population générale donc avec les mineurs d'age, et les personnes qui ont eu ce type de comportement à un moment lointain de leur vie. Il ne différencie pas non plus les différents types d'automutilation.

Je pense toutefois que l'incidence cumulée de mon étude est certainement en-dessous de la réalité, quelques cas n'ont peut-être pas fait l'objet d'un questionnaire et surtout ne sont reprises ici que les automutilations par lacération déclarées par les détenus. Il est fort possible que des détenus s'automutilent en cellule et n'en parlent à personne.

ARMANDO et, FAVAZZA quant à eux estiment à 1% de la population générale Américaine qui a de telles pratiques.

En tout état de cause, la fréquence d'automutilation par scarification dans les prisons belges est très importante selon moi, nettement plus importante que celle rencontrée dans la population générale, et réduire le nombre de cas est un véritable enjeu de santé publique.

5.2. Analyse des informations générales sur le détenu

Le taux d'automutilation diminue avec l'âge, sauf pour la catégorie des 31-35 ans, les détenus âgés de plus de 40 ans s'automutilent 3 fois moins que ceux entre 18 et 25 ans (T3[37]). Cette tendance ne fait que confirmer d'autres études qui classent les automutilateurs comme population jeune (LE BRETON, 2003). Les détenus âgés de plus de 40 ans ont, à mon avis, une plus grande maturité et ont acquis d'autres mécanismes d'adaptation que l'automutilation face aux difficultés de l'incarcération.

J'ai pu observer au cours de ma pratique professionnelle que les détenus plus âgés, incarcérés pour de longues peines et depuis longtemps, avaient appris à s'adapter au milieu carcéral. Notons aussi que des voleurs ou braqueurs plus âgés et donc avec une plus grande expérience « professionnelle » inspirent le respect aux autres détenus. Les relations entre détenus sont donc plus faciles pour la plupart des détenus plus âgés.

Les comportements automutilatoires ne semblent pas être influencés par le lieu de naissance (T4), cette constatation rejoint les conclusions de la recherche à la prison de Kingston (HENEY, 1991). Le faible taux de détenus asiatiques automutilateurs (0.3%) est lié, à la sous-représentation de cette catégorie de détenus dans la populations pénitentiaire (0,3%).

---

[37] (T suivi d'un chiffre) renvoi au tableau numéroté.

Contrairement à la population générale, en prison les hommes se mutilent sensiblement plus que les femmes (T5). Dans la population générale, les femmes se mutilent nettement plus que les hommes. Cette différence peut être expliquée par le fait que la jeune fille automutilatrice décrite dans la littérature (CHARRIER, 2005 ; HAWTON, RHODAM, EVANSE, WEATHERALL , 2002 ;…) est trop jeune pour entrer en prison et quand elle entre en prison, elle a déjà acquis d'autres mécanismes d'adaptation.

Plus de 75% des automutilants n'ont pas de formation professionnelle (T6), à première vue nous pourrions croire qu'il est nécessaire d'avoir un minimum d'instruction pour développer des mécanismes d'adaptation acceptables. Cette hypothèse en plus d'être prétentieuse comporte un biais important, nous ne connaissons pas le niveau d'instruction de la population détenue. C'est l'une des limites de cette recherche.

Plus de 80 % des automutilateurs ont un état civil célibataire alors qu'il n'y a que 66% de détenus ayant cet état civil dans la population détenue (T7). Dans le même ordre d'idées, nous pouvons remarquer qu'il y a 58% des automutilateurs qui n'ont pas de conjoint à l'extérieur. Je ne dispose pas de cette information pour la population détenue. S'il est vrai qu'un conjoint à l'extérieur peut être la cause d'angoisse et d'inquiétude, avoir un conjoint c'est aussi se sentir aimé et aimer quelqu'un, c'est pouvoir faire des projets plus concrets pour préparer sa sortie, c'est aussi avoir des responsabilités et des comptes à rendre. La sur-représentation des célibataires dans les automutilateurs montre que ceux-ci supportent moins bien la détention. Il aurait été intéressant de savoir si les détenus avaient des enfants au moment de leur automutilation.

5.3. Les conditions de l'incarcération et de la détention
Si l'on regarde le statut pénal (T8), ce sont les internés qui s'automutilent le plus (2.1%) suivis de loin par les prévenus (1.13%) et enfin viennent les condamnés

(0.95%) (T8). Les internés sont sur-représentés car ils cumulent leur maladie mentale, facteur de risque décrit dans la littérature (SCHARBACH, 1986), aux contraintes de la vie carcérale. Les prévenus ne sont pas encore « installés » dans leur prison et l'incertitude quant à leur avenir est grande, leurs conditions d'incarcération sont généralement moins bonnes que pour les condamnés.

En ce qui concerne le motif de l'incarcération (T9) nous pouvons observer une nette sur-représentation des détenus incarcérés pour incendie volontaire. Cette constatation m'a intrigué et j'ai donc poursuivi les investigations plus loin : sur les 7 détenus incarcérés pour incendie volontaire, il y en avait 5 qui étaient internés. En poussant un peu plus loin encore, on peut constater que les détenus internés pour incendie volontaire représentent 27.8% des détenus internés automutilants. Notons aussi que les pyromanes sont souvent atteints de troubles psychiatriques graves, pour eux le passage à l'acte est apaisant[38].

Les détenus incarcérés pour le motif de meurtre ou tentative sont aussi, dans une moindre mesure, sur-représentés. J'attribue cela au fait qu'ils ont déjà violé la sacralité du corps de par leur crime, il leur serait donc plus facile de passer à l'acte sur leur propre corps. Enfin, les détenus incarcérés pour infraction à la loi sur les stupéfiants sont sur-représentés, la plupart de ces détenus sont aussi consommateurs de drogue en prison. La consommation de drogue des automutilateurs sera traitée plus bas.

Contrairement à la catégorie coups et blessures (voir ci-dessous), les détenus incarcérés pour meurtre ou tentative ne sont généralement pas récidivistes. Ils sont incarcérés le plus souvent pour un seul fait très violent.

Les détenus incarcérés pour coups et blessures sont sous-représentés (0.36%), j'explique cela par le fait que cette catégorie a tourné son agressivité, son émotivité vers l'extérieur lors des faits qui les ont amenés en prison. Ces détenus peuvent, soit adopter le même fonctionnement en prison, soit s'automutiler en donnant des coups dans des objets, en frappant le poing contre le mur ou la porte de la cellule par

---

[38] www.dicopsy.com/pyromanie.htm le 27/03/06

exemple. L'expérience m'a appris aussi que les détenus « bagarreurs » se scarifient nettement moins souvent que les autres. Je ne dispose pas de chiffres pour étayer cette observation.

Les détenus incarcérés pour vol sont aussi sous-représentés chez les automutilateurs. J'interprète cela par l'absence de violence liée à leur motif d'incarcération.

Un peu plus de 60% des automutilateurs ont déjà été incarcérés avant cette incarcération-ci. Près de 65% des automutilants récidivistes sont consommateurs de drogue en prison. Comme nous pourrons le voir plus loin, la consommation de drogue est un facteur de risque de l'automutilation. La sur-représentation des récidivistes est, selon moi, liée essentiellement à leurs habitudes de toxicomanie.

Nous pouvons observer un pic de fréquence d'automutilation pour les détenus condamnés à 24, 36 et 60 mois. Ces pics d'automutilations sont liés, à mon avis, essentiellement aux chiffres ronds qu'ils représentent. En correctionnelle, il y a plus de condamnations à 1, 2 ou 5 ans de prison qu'a d'autres durées.

D'une manière générale, les durées de peine de 60 mois et moins représentent près de 74% des automutilateurs qui connaissent la durée de leur incarcération. Ce constat me fait penser que les détenus condamnés à une peine de prison plus courte auront tendance à s'automutiler plus. A noter que les faits considérés comme délits sont correctionnalisés donc les condamnations ne peuvent dépasser 60 mois[39]. Ici encore, la variable motif de l'incarcération est une variable confondante.

Nous pouvons remarquer une relation très forte entre le changement de cellule au cours des 5 derniers jours et les pratiques automutilatoires (T11). Il y a plusieurs raisons de changer de cellule. Un changement de cellule peut être ordonné par l'autorité pour des raisons organisationnelles, punitives ou de sécurité. Dans ce cas, le

---

[39] La classification légale est donnée par l'article 1 du code pénal qui prévoit trois sortes de peines : criminelle (crime), correctionnelle (délit) et de police (contravention). La nature de l'infraction est définie provisoirement par la peine prévue par la loi pour cette infraction et définitivement par la peine appliquée par

détenu n'est pas forcément d'accord de changer ses habitudes de vie. On peut aussi changer de cellule un détenu pour le protéger de ses codétenus. Cette fois, le changement de cellule est vécu comme un soulagement mais il fait suite à des sévices ou des menaces qui ont perturbé le détenu. Enfin, un détenu peut changer de cellule, avec l'accord de l'autorité pour retrouver un copain ou aller vers une cellule avec moins de détenus. Cette fois le changement est bien accepté. Un changement de cellule représente toujours une réorganisation des habitudes de vie. Des détenus qui n'ont d'autres mécanismes d'adaptation que l'automutilation peuvent donc être plus enclins à passer à l'acte.

Il existe aussi une forte relation entre le régime carcéral et l'automutilation (T12). En effet les détenus punis s'automutilent plus de quatre fois plus que les autres. Les punitions en prison représentent pour l'essentiel une diminution du reste de libertés individuelles de la personne incarcérée. Les punitions peuvent aller de la sortie en préau seul (isolement), aux restrictions concernant les visites de proches. La punition est généralement très mal vécue par les détenus, non seulement le détenu s'est fait prendre pour une infraction au règlement de la prison, mais en plus, l'infraction peut impliquer d'autres détenus et ainsi être le motif de représailles, enfin, la punition réduit à peau de chagrin le peu de liberté que le prisonnier garde en détention. Ainsi un détenu chez qui on a retrouvé de l'héroïne lors d'une fouille de cellule se retrouve dans une situation délicate. Si la quantité est grande, il sera poursuivi par la justice (nouvelle peine), il sera menacé par son fournisseur pour qu'il se taise, s'il est lui-même consommateur il sera en manque ou endetté, et de plus ses libertés seront réduites. Dans ce contexte, il est bien compréhensible que des personnes n'ayant pas de meilleurs mécanismes d'adaptation s'automutilent.

Les détenus au cachot s'automutilent dix-sept fois plus que les détenus hors punition. Le cachot est une période très difficile pour le détenu, il est privé de stimulations sensorielles la plus grande partie de la journée, privé de visite, il peut être menacé

---

un jugement ou un arrêt irrévocable. Ainsi quelqu'un jugé pour un crime, sera jugé devant la Cour d'Assises, s'il est condamné à moins de 5ans son crime sera re-qualifié de délit.

pour les mêmes raisons que ci-dessus et voit ses libertés individuelles réduites à leur plus simple expression.

Face aux restrictions de liberté, qu'entraînent le cachot ou la punition, j'interpréterais l'automutilation de la manière suivante. Comme nous l'avons vu plus haut, la peau est la barrière qui sépare notre corps de l'extérieur. Les lacérations de cette barrière peuvent être interprétée comme la dernière preuve que le détenu peut exercer un pouvoir sur sa liberté. Dans le même ordre d'idées, j'ai pu observer des détenus qui montraient leur zone de contrôle en prison en se laissant pousser un ongle jusqu'à leur libération, d'autres se laissent pousser la barbe ou les cheveux, d'autres encore s'enfermaient encore plus en refusant systématiquement de sortir au préau, ils avaient donc un contrôle sur leur liberté. Il y a aussi les détenus qui décident de ne pas ouvrir leur fenêtre de toute leur détention, ou qui refusent de manger tel ou tel aliment tant qu'ils sont en prison. Tous ces comportements sont l'expression d'un pouvoir personnel sur leur liberté.

Le nombre de personnes vivant dans la cellule influence aussi les automutilateurs (T13). Les détenus vivant seuls en cellule sont sous-représentés, pour cette catégorie, les contraintes de la vie en communauté ne s'ajoutent pas aux contraintes de l'incarcération. Par contre, ils peuvent souffrir de solitude. Les détenus en trio s'automutilent deux fois plus que la moyenne des détenus, ceci pourrait s'expliquer par les conditions de vie particulièrement difficiles de ces détenus. C'est dans ces cellules que la surpopulation est la plus marquée ; un trio, c'est un duo auquel on a ajouté un lit. Ces cellules ne sont pas prévues pour accueillir autant de personnes. Si des automutilations doivent être attribuées à la surpopulation, c'est au niveau des trios que nous les trouverons. Les dortoirs sont sous représentés, j'attribue cela au fait que sur la vingtaine de détenus présents, il y en aura toujours bien un pour tenter de dissuader l'automutilateur potentiel.

Si on regarde les chiffres dans leur globalité nous pouvons voir que l'automutilation des détenus se fera majoritairement en public ce qui confirme les propos de LE

BRETON. L'automutilation peut être alors une démonstration de force, de courage voire même de détermination.

Les détenus qui ne travaillent pas dans la prison se mutilent plus de 2 fois plus que les travailleurs (T14), l'absence de travail en prison a une influence sur le confort de la détention. En effet, le travail en prison est rémunéré ce qui permet aux détenus d'améliorer leur quotidien en achetant de la nourriture ou des objets. Les non-travailleurs risquent en outre de souffrir d'ennui faute d'activité en prison. Ces deux raisons peuvent expliquer la sur-représentation de cette catégorie.

5.4. La vie familiale des automutilants

Cette série d'informations qui nous permettent de mieux connaître les automutilants ne sont pas disponibles dans la base de données SIDIS, je ne me risquerai pas à faire des estimations de proportion pour la population de référence.

Deux tiers des automutilants n'ont jamais ou rarement de visite. L'absence de visite est très dure à supporter pour les détenus. En effet, une visite, c'est voir des proches, c'est avoir des nouvelles de l'extérieur, c'est une heure où on pense à autre chose que la prison. Tous les jours en prison se passent de la même manière, par contre quand une visite est prévue, le détenu renoue un contact avec le temps, dans 3 jours la visite, dans 2, demain, aujourd'hui. Souvent j'ai pu voir au sein du service médical des détenus qui venaient en prévision d'une visite pour se faire soigner un bouton sur le visage qui avait été négligé jusqu'alors. D'autres détenus se rasent alors qu'ils se laissaient aller auparavant. Ceci pour se rendre compte de l'importance que représente la visite pour les détenus, je ne suis donc pas étonné de voir que tant d'automutilants n'ont pas ou très peu de visites. Il ne faut cependant pas perdre de vue que les visites ont aussi leurs côtés obscurs, c'est souvent au cours de visites que les détenus apprennent de mauvaises nouvelles, c'est dans la plupart des cas au cours d'une visite que la drogue entre en prison, et parfois le visiteur tant attendu ne se présentera pas.

Si on considère nos automutilateurs, tous n'ont pas eu la visite d'un proche, 24% d'entre eux ont reçu la visite de leur avocat au cours des 5 jours qui précèdent leur passage à l'acte et près de 3% ont eu la police pour seul visiteur. Ce type de visite n'est pas le moment agréable tant attendu décrit plus haut.

Je terminerai sur le sujet par quelques mots sur les visiteurs sociaux. Ils représentent 12% des visiteurs que les automutilants ont reçus avant leur passage à l'acte. Les visiteurs sociaux sont des bénévoles qui ont décidé de consacrer une partie de leur temps aux détenus qui ne reçoivent jamais de visites. Ces visites sont généralement appréciées par les détenus, elles les changent de leur train-train quotidien et leur permettent d'avoir des nouvelles de l'extérieur autrement que par la télévision. Ces personnes aident de nombreux détenus à travers le pays à mieux supporter leur détention.

Près de 16% des automutilants parlent d'un événement familial dans le mois qui précède ou suit leur passage à l'acte. Ces événements sont mal supportés par les détenus, encore une fois ils se retrouvent dans une situation d'impuissance totale par rapport à ce qui peut se passer à l'extérieur. L'événement familial le plus souvent relevé est la fin du couple (56%) et ensuite vient la mort ou la maladie (31%). Si le détenu n'a pas d'autres mécanismes d'adaptation, ces événements sont une cause majeure des actes d'automutilation. Je pense ici encore que l'automutilation signifie « je peux exercer un contrôle sur mon corps ».

5.5. Aspects médicaux

Les estimations citées ci-dessous sont des chiffres communément admis et utilisés au sein du Service SSP.

Près de 80% des automutilants ont consulté un médecin au cours des 10 jours qui précèdent leur passage à l'acte. Cinquante pour cent des automutilateurs ont consulté un médecin dans les 3 jours qui précèdent leurs scarifications (T17). Plus de 46% des automutilants n'ont jamais consulté un psychiatre ou un psychologue au cours de leur incarcération. Cinquante pour cent des automutilants ont consulté un psychiatre au cours des 9 jours qui précèdent leurs lacérations (T18). A noter que toutes les prisons ne disposent pas nécessairement d'un psychiatre.

Ces chiffres bien qu'impressionnants ne veulent, à mon avis, pas dire que la visite chez le médecin ou le psychiatre est un signe précurseur de l'automutilation. En effet, le nombre de contacts quotidiens avec les services de soins d'une prison est estimé être de l'ordre de 50% du nombre total de détenus présents dans l'établissement. Donc pour une prison qui compte 400 détenus, il y aurait en moyenne 200 contacts les jours de semaine et 100 les jours de week-end qui se partagent entre les consultations médicales, psychiatriques, les soins, la distribution de méthadone, les visites chez le dentiste, chez le kinésithérapeute et le service infirmier ; le même détenu peut voir plusieurs prestataires différents le même jour. Cela veut aussi dire, si je reprends notre exemple, que sur la période de l'enquête (6mois), les prestataires de soins ont eu plus de 30.000 contacts avec des détenus. C'est donc au cours d'un entretien avec l'automutilant que nous pourrions évaluer si la visite chez le médecin ou le psychiatre est un signe précurseur du passage à l'acte.

La maladie que l'automutilant peut avoir ne semble pas être un facteur favorisant de l'automutilation. Les proportions de cancers (1%), maladie dégénératives (3%), IST (14.7%), et maladies chronique (23%) ne diffèrent pas de celles de la population carcérale générale. Le grand nombre de détenus toxicomanes ou anciens toxicomanes tirant les chiffres d'IST et de maladies chroniques (hépatites) vers le haut.

Il y a plus de deux fois et demi plus d'automutilations chez les détenus qui consomment de la drogue en prison que chez les autres (T19). Cette forte différence place la consommation de drogue comme un facteur favorisant de choix. Il y a, à mon avis, plusieurs explications à cette différence de proportion. D'une part, pour les consommateurs de drogue en intraveineuse, le rapport avec la peau est perturbé. C'est en se trouant la peau avec leur aiguille qu'ils se soulagent Par extension ils peuvent chercher un soulagement en lacérant la peau. D'autre part, la consommation de drogue est pour de nombreux détenus la cause de dettes envers leurs pairs qui en vendent. En prison, quand on ne rembourse pas ses dettes, on ne paie pas d'intérêts de retard, on se fait menacer, la famille se fait menacer, on se fait agresser. A de nombreuses reprises, j'ai vu des détenus désespérés devant le médecin parce qu'ils étaient couverts de dettes, parce qu'ils étaient en manque ; ils venaient mendier un traitement de méthadone et du secours, ils avaient la peur au ventre. Cette attitude nous montre la pression qui est exercée sur les épaules de l'endetté, pression qui s'ajoute à la pression « classique » du milieu carcéral. La drogue, c'est aussi l'état de manque, un état où le détenu souffre énormément, le corps se « venge » de tout ce que le toxicomane lui a fait subir. Cette souffrance réelle demande un geste de soulagement et ce geste peut, dans l'esprit de certains, être l'automutilation. Le toxicomane est enfermé comme tous les détenus, les délinquants ont pour habitude de dire qu'ils veulent en sortir, ces mots sont aussi prononcés par les toxicomanes en dehors ou en prison. Cette analogie de termes me fait penser que le toxicomane est en prison dans la prison. Certes, le toxicomane peut ressentir un soulagement quand il a « sa dose », mais ce soulagement est de courte durée. S'en suit pour l'héroïnomane le moment de la « descente d'héro », moment de désespoir et de dépression profonde. Pour certains, la consommation de drogue, les comportements à risque, la provocation des autres, des surveillants, l'automutilation font partie d'un processus de destruction, peut-être avec une vision ordalique de la chose : si je survis à ça, c'est que je dois vivre. S'ajoutent aussi les détenus à personnalité borderline pour qui la consommation de drogue est un symptôme tout comme l'automutilation (CHARRIER, HIRSCHELMANN-AMBROSSI, 2005).

Les toxicomanes présentent aussi une perte de contrôle sur leur impulsivité (BORN, 2005), ce mécanisme est, à mon avis, le même quand il s'agit d'automutilation.

Je terminerai le sujet par le consommateur de cannabis et de ses dérivés. Chez celui-ci, il n'y pas de manque mais une dépendance psychique importante, pour être bien, il doit être dans les brumes ou l'euphorie artificielle provoquée par la drogue. Quand l'effet a disparu, ce sont des angoisses, un malaise intérieur qui prennent le dessus. Sans parler des maladies mentales potentialisées par le cannabis. A la lecture de tous ces éléments, vous comprendrez que faute de meilleur mécanisme d'adaptation, il est très tentant de s'automutiler pour ces détenus.

Si on regarde les automutilateurs du point de vue de leur consommation de médicaments (T20), nous pouvons remarquer que 83.3% de ceux-ci consommaient au moins une famille de psychotropes. On estime que 30 à 40% des détenus en général consomment des psychotropes. La consommation de psychotropes par les automutilants nous montre que, d'une part, ils ont eu un contact avec un médecin (voir plus haut) et d'autre part la conclusion de ce contact était qu'il fallait un traitement médicamenteux de leur mal-être. Il n'est dès lors pas étonnant de voir un si grand nombre de consommateurs de psychotropes chez les automutilateurs. Je pense que si les médicaments permettent bien souvent de canaliser les troubles liés à la détention ou au fonctionnement des détenus, parfois le médicament ne suffit pas et l'automutilation pourrait s'appeler automédication. Sans la prescription de tous ces psychotropes en prison, je crains fort qu'il n' y aurait nettement plus d'automutilations.

5.6. L'automutilation

Dans cette partie, nous observerons l'automutilation et croiserons quelques observations avec certaines variables analysées ci-dessus.

Nous pouvons remarquer une diminution de la fréquence des automutilations le week-end (T21). J'attribue cette diminution de fréquence à l'offre de soins médicaux qui est moins importante, en effet, les médecins sont de garde et ne voient que les entrants et les urgences lors de leur consultation, les plages horaires du personnel infirmier sont aussi souvent plus réduites. L'automutilateur risque donc de devoir attendre plus longtemps avant de pouvoir bénéficier de soins. Outre cet aspect pratique, la prison fonctionne moins vite que la semaine, elle est nettement plus calme le week-end. Les cours et tribunaux sont fermés, les avocats ne travaillent pas, le Service PsychoSocial (S.P.S.) est fermé. Les détenus ont donc moins d'occasions de sortir de leur cellule pour aller voir l'un ou l'autre intervenant, ce qui dans certains cas, est source d'angoisse. En cellule, ils sont aussi protégés des autres détenus et de la pression que le groupe peut exercer sur eux.

Le nombre d'automutilations varie de mois en mois et diminue fortement en octobre et novembre. Cette diminution semble corroborer l'affirmation de LE BRETON, selon lui, les détenus s'automutilent plus quand il fait chaud (LE BRETON, 2003). Aucun pic d'automutilation pendant les grèves du personnel de surveillance, pendant les périodes caniculaires ou de pleine lune n'a été observé.

D'une manière générale il y a plus d'automutilations le matin et la quantité diminue progressivement jusqu'à la nuit où il y en a le moins (T23).On pourrait expliquer cette ventilation dans les moments de la journée d'une part, par une offre de services médicaux maximale le matin et d'autre part par, le fait que rien ne ressemble plus à une journée de prison qu'une autre journée de prison. Il ne doit pas être facile de se dire en se réveillant le matin que ce n'était pas un cauchemar qu'on est bel et bien en prison et qu'une longue journée de tensions diverses et de frustrations s'annonce. Notons que la plupart des suicides en prison se font de nuit (LOMBARD, 2003). Encore une preuve, si besoin en était, que ces 2 mécanismes (suicide et automutilation) sont différents.

La relation entre le motif de l'incarcération et le moment de l'automutilation nous montre que, contrairement aux autres catégories la plupart des détenus incarcérés pour mœurs s'automutilent le matin. Je tenterais d'expliquer le comportement automutilatoire des détenus incarcérés pour faits de mœurs par le fait que cette catégorie s'est attirée la haine des autres détenus. En effet, les faits de mœurs sont mal acceptés en prison et frapper « une pointe » est source de gloire. Le début de la journée signifie donc pour ces détenus le début des menaces et intimidations sur leur personne. Je pense que leur angoisse est telle face à la journée qui s'annonce qu'ils auront plus tendance à s'automutiler le matin. C'est le soir que les détenus incarcérés pour incendie volontaire s'automutilent le plus. Les autres différences de proportions entre les variables personnelles et le moment de l'automutilation ne sont pas assez significatives que pour mériter une interprétation.

Le site de l'automutilation se trouve principalement au niveau des membres supérieurs (T24). C'est un endroit facilement accessible et les cicatrices sont visibles de l'automutilateur, comme un rappel de ce qui l' a poussé à s'automutiler. Le visage (4%) est un haut lieu de l'identité personnelle son entame est un facteur aggravant, elle indique que l'individu commence à perdre pied avec la réalité (LE BRETON, 2003).

La gravité de l'automutilation a été mesurée, nous pouvons dès lors remarquer que près de 15% des automutilateurs n'avaient objectivement pas vraiment besoin de soins (T25). La raison de leur contact avec le Service Médical réside, selon moi, dans un besoin de reconnaissance, un besoin de montrer à quel point ils se sentent mal. Près de 9% des automutilants ont eu besoin de faire un passage par les urgences d'un hôpital, tous ont été classés comme tentatives de suicide par le personnel soignant. De par mon expérience professionnelle, je ne suis pas sûr, même si un passage aux urgences était nécessaire qu'il s'agissait de véritables tentatives de suicide. En effet, j'ai eu l'occasion de soigner un détenu qui s'était tailladé la carotide au cachot, une flaque de sang était à ses pieds. Quand je suis arrivé sur place, les agents pénitentiaire avaient bien réagi et comprimé la plaie ; le sang perdu a rendu nécessaire une transfusion sanguine. Le lendemain j'ai profité du soin pour discuter avec le détenu, celui-ci m'a expliqué qu'il avait attendu que l'agent pénitentiaire regarde par l'œilleton du cachot pour se couper devant lui. Il m'a dit n'avoir aucune intention de se suicider, il voulait faire peur à l'agent et a été très surpris de voir le jet de sang sortir de son cou. Près de 50% des automutilations ont fait l'objet de la pose de points de suture. Ici encore, nous nous éloignons de l'automutilation secrète, cachée, qui caractérise les automutilations dans la population générale.

Les automutilations requièrent des soins médicaux dans 2/3 des cas. Nous pouvons noter que les détenus plus âgés ont des automutilations plus graves que les jeunes (T26). J'expliquerais cette différence de proportion par le fait que les prisonniers plus âgés ont un seuil de tolérance aux difficultés du monde carcéral plus élevé que les jeunes ; quand ce seuil est dépassé, ils mettent plus de rage dans leur geste. Les internés s'automutilent plus souvent gravement que les autres catégories, cela pourrait s'expliquer par leur pathologie psychiatrique.

Contrairement aux autres catégories, les détenus incarcérés pour coups et blessures, incendie volontaire et mœurs s'automutilent moins gravement.

En ce qui concerne les détenus incarcérés pour coups et blessures, je pense qu'ils ont l'habitude de décharger leurs angoisse ou leurs frustrations vers l'extérieur ce qui peut expliquer qu'ils mettent moins de rage dans leurs automutilations. Je n'ai pas d'interprétation pour les détenus incarcérés pour mœurs ou incendie volontaire.

Le travail et la non-consommation de drogue semblent être des facteurs protecteurs quant à la gravité des automutilations. Nous pouvons donc remarquer qu'il y a moins de détenus travailleurs qui s'automutilent et ceux qui le font se lacèrent moins gravement. Ce constat tente à confirmer que l'occupation des détenus est un facteur protecteur. De par leur dépendance, les détenus toxicomanes ont déjà un rapport violent avec leur corps les automutilations plus graves confirment cette tendance.

Quarante-cinq pour cent des automutilateurs se sont déjà lacérés en dehors d'une incarcération. Pour ceux-ci, l'automutilation en prison représente soit une retrouvaille avec un mécanisme d'adaptation passé qui ressurgit vu les difficultés de la vie carcérale, soit la continuité d'un comportement régulier à l'extérieur. Notons en outre qu'il existe une forte relation entre le fait de s'être automutilé à domicile et les multiples automutilations en détention (T28).

Il n'y a que 20% des automutilateurs incarcérés pour homicide qui se sont déjà scarifiés à l'extérieur. Cette observation confirmerait l'hypothèse exprimée plus haut, à savoir que ces détenus de par leur motif d'incarcération, ont violé l'aspect sacré du corps, de la peau et donc qu'il leur est plus facile de passer à l'acte maintenant.

Les détenus incarcérés pour coups et blessures sont sur-représentés (57.1%) quant à leur comportement automutilatoire en dehors d'une incarcération (T28). Ce constat m'étonne dans le sens où ces détenus dirigent leur agressivité vers l'extérieur et non vers eux-mêmes. Nous pourrions supposer qu'à un moment l'automutilation n'a pas suffi pour réguler les tensions qu'ils pouvaient ressentir et qu'ils ont dirigé leur agressivité vers les autres, ce qui les a amenés en prison. Un entretien personnel avec cette catégorie de détenus pourrait confirmer ou infirmer cette hypothèse.

Près de 60% des automutilateurs se sont déjà automutilés en prison avant cette recherche (T26). Nous pouvons remarquer une sur-représentation (70%) des détenus incarcérés pour infraction à loi relative aux stupéfiants. Ces détenus étant pour la plupart aussi toxicomanes en prison (80%), nous avons détecté la toxicomanie comme facteur de risque de l'automutilation ci-dessus .

Les prévenus se sont nettement moins automutilés (28.9%) en détention que les autres catégories, cette sous-représentation est certainement liée à la période de détention moins longue pour ceux-ci. Près de 90% des internés se sont déjà automutilés en détention avant l'enquête, cela confirme le fort taux d'automutilation chez cette catégorie sans doute lié à leur pathologie mentale. Un peu plus de 70% des condamnés ont un passé automutilatoire en prison, ce nombre élevé est à mon avis à mettre en relation avec le temps plus long passé en détention.

Le podium reste le même pour le passé automutilatoire en dehors d'une détention. Notons cependant que les condamnés et les internés sont moins nombreux à s'être automutilés en dehors de la prison que pendant leur incarcération. Par contre, les prévenus sont plus nombreux à s'être déjà automutilés en détention qu'à s'être automutilés en dehors d'une détention. Ce constat pourrait confirmer l'hypothèse selon laquelle la sous-représentation des prévenus à s'être automutilés en cours de détention est liée au moindre temps passé en détention. Les résultats de la relation entre l'âge et le comportement automutilatoire passé, m'étonnent. En effet, j'aurais cru que les détenus plus âgés avaient, de par leur âge eu plus souvent l'occasion de s'automutiler que les jeunes. Pourtant les proportions pour les 2 catégories d'âge sont similaires tant pour les automutilations à domicile que pour les automutilations en cours de détention.

Les détenus avec une formation professionnelle se mutilent moins extra-muros que les autres. Nous pourrions interpréter la formation professionnelle comme un moyen d'intégration sociale qui limite le besoin de s'automutiler.

C'est le chantage qui revient comme motivation principale de l'automutilation (T29). Il est vrai que la scarification, de par le fait qu'elle est impressionnante, est un moyen de pression important pour les détenus. Dès lors que leurs moyens d'action sont limités, ils ont une position subordonnée par rapport aux autres intervenants. L'entame du corps peut sembler pour certains le meilleur moyen de se faire entendre, de convaincre.

Près de 24% des automutilateurs se lacèrent pour calmer leur stress, leurs angoisses, nous avons vu ci-dessus que les sources d'angoisse et de stress ne manquent pas en prison. Il est dès lors logique que l'une des motivations principales soit la recherche de réconfort dans le geste. La troisième place dans les motivations du passage à l'acte revient à la tentative de suicide, je pense que cette part d'automutilations attribuée au suicide est sur-évaluée par les enquêteurs, j'ai déjà expliqué ce point de vue à plusieurs reprises ci-dessus.

Nous retrouvons ensuite les automutilations motivées par la recherche d'attention. Ceci n'est pas étonnant car le geste d'automutilation est tellement contre nature qu'il focalise l'intérêt et l'attention des intervenants autour du blessé. Pour exister, attirer l'attention, les détenus doivent se faire remarquer d'une manière ou d'une autre. Ce besoin d'exister est mis à mal par la vie carcérale, en effet, très vite le personnel des établissements pénitentiaires pourrait être tenté de ne plus voir l'individu dans sa tenue pénitentiaire mais un détenu dans la masse de détenus qu'il croise tous les jours. Nous pourrions interpréter que les détenus qui se mutilent en réaction par rapport à l'autorité et par rapport à l'extérieur le font pour montrer à l'autre à quel point il les fait souffrir.

Les détenus plus âgés se mutilent majoritairement en réaction vis-à-vis des autres (T30), cette notion de réaction est importante, car s'il y a réaction, il y a agent causal du passage à l'acte. Nous sommes donc loin du cérémonial de l'adolescente automutilatrice. Les détenus plus âgés réagissent par contre nettement moins au stress que les plus jeunes. Pour les plus jeunes, ce sont le stress et le chantage qui les motivent quand ils s'automutilent. Nous en revenons donc aux mécanismes d'adaptation aux difficultés carcérales qui sont moins bien élaborés en ce qui concerne le stress. Le chantage est une constante dans les motivations quel que soit l'âge.

La motivation principale des détenus avec une formation professionnelle est de calmer leur stress. Les détenus sans formation sont motivés principalement par le chantage.

Pour ce qui est des causes, nous pouvons remarquer que les internés se démarquent des autres catégories , un peu plus du quart sont motivés par une recherche d'attention alors qu'il n'y en a que 5.3%   chez les prévenus et 8.7% chez les condamnés qui ont la même motivation. J'explique cette différence de proportion par le fait que les internés, en plus d'avoir une pathologie psychiatrique, vivent pour la plupart en communauté avec un personnel en sous-effectif chronique pour s'occuper d'eux. Ils peuvent dès lors être enclins à s'automutiler pour qu'un peu plus de temps leur soit consacré. Les internés ont sensiblement moins d'objectif de suicide (11.1%) que les autres catégories (condamnés 17.4 % ; prévenus 15.8 %), j'attribue cette différence de proportion à la qualification des enquêteurs. En effet ceux-ci sont plus souvent infirmiers psychiatriques chez les internés, spécialisation qui peut les aider à mieux diagnostiquer une véritable tentative de suicide.

La moitié des détenus incarcérés pour coups et blessures se mutilent pour calmer leur stress. Les actes de violence sur autrui sont souvent le résultat d'une domination sur autrui pour se rassurer (BORN, 2005) dès lors cette démonstration de domination pour calmer ses angoisses pourrait se transformer en une démonstration de domination sur son corps en prison. Ces détenus sont cependant moins enclins à la tentative de suicide.

Les détenus incarcérés pour meurtre ne recherchent pas l'attention dans leurs automutilations par contre, ils réagissent pour 40% d'entre eux à l'autorité, à la famille ou aux autres détenus. Il est possible que les meurtriers préfèrent s'attaquer à leur corps que de répondre directement à la personne à qui ils attribuent une agression qui mérite une réaction. Auraient-ils peur de leur propre réaction en cas de confrontation ?

Les incendiaires eux, recherchent principalement l'attention des autres, ceux-ci étant pour la plupart internés, mon interprétation est la même que pour ceux-ci.

Le tiers des détenus incarcérés pour mœurs s'automutile par chantage, cette catégorie de détenus compte en son sein des pédophiles bien connus pour être manipulateurs (BORN, 2005), le chantage est une manière de tenter de manipuler les autres.

Les détenus incarcérés pour infraction à la loi sur les stupéfiants, la plupart consommateurs eux-mêmes, s'automutilent motivés par le chantage (60%), ici encore il s'agit pour moi d'un mécanisme de manipulation. En effet je ne compte plus le nombre de fois où des toxicomanes ont promis au médecin de ne plus rien consommer s'ils avaient un Valium®, ou un autre psychotrope en plus. Promesses jamais tenues évidemment.

Il n'y a pas vraiment de tendance qui se dégage pour les voleurs.

La récidive ne semble pas influencer les motivations du passage à l'acte.

Les détenus au cachot se mutilent majoritairement en réaction, ce qui tente à confirmer l'interprétation ci-dessus concernant le fait d'être en cellule de réflexion.

Les détenus seuls en cellule, pour qui les contraintes de la vie carcérale sont moins importantes, chercheront plus à se suicider que les autres. C'est l'espoir de calmer le stress et l'angoisse qui motive les détenus en duo. Par contre les détenus en trio, qui ressentent le plus la surpopulation, s'automutilent par chantage, peut-être s'agit-il d'un chantage pour des conditions de vie meilleures.

Il est attribué une intention de mort pour plus de 40% des travailleurs quand ils se mutilent. Leurs conditions de détention sont tellement meilleures que pour les autres que j'aurais tendance à penser qu'ils ont moins de raisons de s'automutiler.

Enfin, nous pouvons observer que les toxicomanes en prison recherchent pour leur majorité à faire chanter autrui. Nous sommes donc toujours à mon avis dans l'intention de manipulation qui caractérise ces détenus.

6. Conclusions

Nous voici arrivés au terme de notre voyage dans les prisons belges. C'est donc le moment de faire un bilan et de voir si les différents objectifs ont été atteints.

Je voulais connaître l'ampleur du problème.

Plus de cent automutilations comptabilisées sur 6 mois de temps me semblent démontrer qu'il s'agit réellement d'un problème de santé publique qui mérite d'une part qu'on y consacre plus de temps pour affiner les informations et d'autre part, que la prise en charge de l'automutilateur soit à la hauteur du risque de récidive de ce type de comportement. Outre les infirmiers psychiatriques, le personnel soignant n'a pas de formation spécifique pour prendre en charge les automutilants. Pourtant ceux-ci, de par la torture intérieure qui les amène à faire ce geste, auraient besoin qu'on leur consacre du temps et que la réponse apportée à leur geste par l'administration soit adéquate.

Il est nécessaire, à mon avis, qu'un suivi psychiatrique soit organisé pour les automutilateurs. Dans le même ordre d'idées, le personnel infirmier devrait pouvoir profiter d'une formation sur le sujet. Il est important de pouvoir bien comprendre les tenants et les aboutissants de cette auto-agression afin de répondre correctement aux besoins exprimés par l'entame du corps.

Je voulais aussi connaître la population à risque.

La population carcérale dans son ensemble est à risque. Quelles que soient les conditions de détention, la privation de liberté est un facteur de risque.

D'autres facteurs augmentent le risque de se lacérer en prison :

➢ Des facteurs personnels comme le jeune âge, le fait d'être un homme et aussi le fait d'être consommateur de drogues. Les consommateurs de drogues se mutilent plus et plus fort que les autres. L'automutilation à domicile est aussi un facteur de risque.

➢ Des facteurs liés au statut pénal et au motif de l'incarcération comme être interné ou en détention préventive, être incarcéré pour incendie volontaire, homicide ou infraction à la loi sur les stupéfiants.

➢ Des facteurs liés à la détention comme être au cachot ou puni, vivre dans un trio, avoir changé de cellule récemment et aussi le manque d'activité (travail, formation).

Je voulais de plus confronter les études existantes aux résultats de cette recherche.

Il n'y a, à ma connaissance, pas d'autres études qui comptabilisent en temps réel chaque acte de scarification et qui les passent à la loupe d'un questionnaire standardisé. Les études existantes sont basées soit sur un décompte général, soit sur de multiples entretiens avec les différents acteurs. Leurs observations et les miennes vont dans la même direction à savoir que la privation de liberté est un facteur de risque, qu'il s'agit d'un réel problème et que les motivations des automutilateurs ne sont pas les mêmes que celles de la population générale. La réalisation d'entretiens individuels avec les automutilateurs est la suite logique de ce travail afin d'affiner et de compléter les résultats obtenus.

Je voulais enfin, comparer les déterminants de l'automutilation de la population libre à ceux de la population incarcérée.

Pour les deux populations, l'automutilation est une tentative de vivre, un mécanisme d'adaptation. La scarification est le signe d'une souffrance intérieure ingérable autrement pour l'automutilant. Contrairement à la population générale où l'automutilation est secrète, cachée, souvent découverte fortuitement par le soignant ; en prison elle est une démonstration, elle se fait en public. Un détenu qui vient de s'automutiler devra souvent traverser toute la prison, croiser surveillants et détenus, un essuie ensanglanté autour du bras pour rejoindre le service médical. C'est la recherche d'un soulagement qui motive l'automutilant libre. En prison, l'automutilateur recherche le soulagement, mais il essaie aussi de se faire entendre, de montrer qu'il existe. Ce sont principalement des jeunes filles qui s'automutilent à l'extérieur, dans un établissement pénitentiaire, ce seront des jeunes hommes qui se scarifient.

Je terminerai cette conclusion par l'interprétation que je fais de l'automutilation en prison : l'automutilation carcérale est une manière pour le détenu de se démontrer et de démontrer aux autres qu'il dispose encore de liberté. Quoi que l'autorité puisse faire, il arrivera toujours à se mutiler, à agir sur son propre corps. Pour le détenu, c'est aussi une démonstration du contrôle qu'il peut avoir sur lui-même.

« La blessure que l'on se porte est le dernier recours pour être reconnu comme sujet et non plus seulement comme détenu(e) » (HEWITT, 1997).

7. Références

7.1. Moniteur Belge

Loi de principes concernant l'administration des établissements pénitentiaires ainsi que le statut juridique des détenus du 12/01/2005 publiée au Moniteur belge le 01/02/2005.

Loi de défense sociale à l'égard des anormaux, des délinquants d'habitude et des auteurs de certains délits sexuels du 01/07/1964 publiée au Moniteur belge le 17/07/1964

Loi relative à la détention préventive du 20/07/1990 publiée au Moniteur belge le 14/08/1990

7.2. Références Internet

CORNET B. *Quand la douleur efface la souffrance*, in www.psy.be/article.php?article=73, consulté le 27/12/2005

FILMORE C., DELL C. *Mobilisation communautaire pour les femmes et les filles qui s'automutilent : analyse contextuelle des fournisseurs de services au Manitoba*, sept 2005 in Centre Canadien de Lutte Contre l'Alcoolisme et les Toxicomanies, www.ccsa.ca/nr/rdonlyres/da2cd1c2-f85c-4956-916c-1360988c28e0/0-ccsa011452005.pdf consulté le 12/01/2006.

HENEY J., *Rapport sur les cas d'automutilation à la Prison de femmes de Kingston*, présenté au Service correctionnel du Canada en 1990 in www.csc.scc.gc.ca/text/fsw/selfinjuries/toce_f.shtml consulté le 19/11/2004.

LOMBARD C. *Suicide en prison : Regard sur une réalité complexe.* Juin 2003 in « Les feuilles du Châtelain » - Journal électronique du Centre de Prévention du Suicide, www.preventionsuicide.be consulté le 29/11/2005.

WICHMAN C., SERIN R., ABRACEN J. *Les délinquantes ayant un comportement d'autodestruction : une enquête comparative.* Présenté au Service correctionnel du Canada en 2002 in www.csc.scc.gc.ca/rsrch/reports/r123/r123_f.shtml consulté le 26/01//2005.

7.3. Ouvrages

ANZIEU D., *Le penser du Moi peau au Moi pensant*, Dunod 1994.

ARMANDO R, FAVAZZA A. *Bodies under siege : self-mutilation in culture and psychiatry* Jhons Hopkins University Press, 1996.

BORN M., *Psychologie de la délinquance*, de boeck 2005

CARPENITO L. *Manuel de diagnostics infirmiers*, Interedition 1995

CHARRIER P.,HISCHELMANN-AMBROSI A., *Les états limites*, Armand Colin 2005

DAMASIO A., *L'erreur de Descartes, la raison des émotions*, Odile Jacob 1995

DAVID M., *Psychiatrie en milieu pénitentiaire*, Presses universitaires de France 1993.

GONIN D. *La santé incarcérée : médecine et conditions de vie en détention*, Archipel 1991.

HEWITT K. *Mutilating the body. Identity in blood and ink*. Bowling Green State University Popular Press, 1997.

LE BRETON D., *La peau et la trace, sur les blessures de sois*, Métailié 2003

MARCHETTI A-M, *Perpétuité, le temps infini des longues peines*, Plon 2001.

PLUTCHIK R. Aggression, violence and suicide, in Comprehensive text book of sucicidology. Sous la direction de R. MARIS, A. BERMAN et M. SILVERMAN p 407-426, The Guilford Press, 2000.

QUELOZ N., RIKLIN F., SENNE A ., de SINNER P., *Médecine et détention*, Staemfil Edition SA Berne 2002.

ROSS R. R., McKAY H. B., *Self-mutilation*, Lexington Books, 1979.

SCHARBACH H., *Auto-mutilations et auto-offenses*, Presses universitaires de France, 1986

TOCH H. *Men in crisis :human breakdowns in prison*, Adline,1975.

WELTZER-LANG D., MATHIEU L., FAURE M. *Sexualité et violences en prison*, Aléas 1996.

7.4. Articles

BOHUS M., LIMBERGER M., EBNER U. et al , *Pain perception during self-reported distress and calmness in patients with borderline personality disorder and self-mutilating behavior*. Psychiatry Research, Sept 2000 ; 11 : 251-311.

BOURGOUIN N. *La mortalité par suicide en prison*. Revue d' Epidémiologie et de Santé Publique,1993 ; 41 : 146-154.

BRIERE J., GIL E. , *Self-mutilation in clinical and general population samples : prevalence, correlate, and function*. The american journal of orthopsychiatry, oct 1998 ; 68 : 609-629.

BRODSKY R., *Relationship of dissociation to self-mutilation and childhood abuse in borderline personality disorder*. American journal of psychiatry 1995 ; 152 :788-792.

COID J. *How many psychiatric patients in prison ?* British Journal of Psychiatry, 1984 ; 145 :852-853.

COOKSON H. *A survey of self-injury in a closed prison for women*, British Journal of Criminology, avr 1977 ; 332-347.

DURAND E., La réduction des risques en milieu carcéral. Entre politiques et réalités, un défi qui demeure. La Press Médical oct 2003 ; 38 : 1783-1789.

FARMER K.,FELTHOUS A., HOLTZER C. *Medically serious suicide attempts in a jail with a suicide-prevention program*, Journal of Forensic Sciences, 1996 ;41 :240-246.

FAVAZZA A.R., EPPREGHT T.D. *Understanding the meaning of a symptom*, American journal of psychiatry, dec 1987 ; 144 (12) :1620-1621.

FAZEL S., DANESH J., *Serious mental disorder in 23000 prisonners :a systematic review of 62 surveys*. Lancet 2002 ; 359 : 545-550.

FELDMAN, M. The challenge of self-mutilation : a review. Comprehensive Psychiatry, 1988 ;29 : 252-269.

FERON J-M .,PAULUS D.,TONGLET R., et al. *Substantial use of primary health care by prisoners : epidemiological description and possible explanations*, Journal Epidemiology Community Health 2005 ; 59 : 651-655.

FULWILER C., FORBES C., SANTANGELO S., FOLSTEIN M., *Self-mutilation and suicide attempt : distinguishing features in prisoners, Journal of the American Academy of the psychiatry and the law*, 1997 ; 25 : 69-77

HARIGA F.,TODTS S., DOULOU M., MUYS M., et al ; *Toxicomanie en prison : monitoring des risques sanitaires. Publication Modus Vivendi, 2004.*

HAINES J., WILLIAMS L. *Coping and problem solving of Self-Mutilators.* Journal of Clinical Psychology 1997, 53 : 177-186.

HAW C., HAWTON K., HOUSTON K., TOWSEND E. *Psychiatric and personality disorders in deliberate self-harm patients*, British journal of psychiatry,jan 2001 ; 178 : 48-54.

HAWTON K., RODHAM K., EVANS E., WEATHERALL R. , *Deliberate self-harm in adolescents : self report survey in school in England.* British Medical Association, nov 2002 ; 23 : 1207-1218.

HEIKKINEN M.,ARO H.,LONNQVIST J. *Life events and social support in suicide,Suicide and Life-Threatening Behavior*, 1993 ; 23 : 343-358.

JEGLIC E.,VANDERHOFF H., DONOVICK P., *The fonction of self-harm behavior in a forensic population*, International journal offender therapy and comparative criminology, avr 2005 ; 49 : 125-130.

LOWENSTEIN L., *Youths who intentionally practise self-harm. Review of the recent research 2001-2004*, International journal of adolescent medicine and health, sep 2005 ;17 :225-230.

MITCHELL A.,DENNIS M. *Self-harm and attempted suicide in adults :10 practical questions and answers for emergency department staff*, Emergency medicine journal, avr 2006 ; 23: 251-256.

ONKELINX L. Communiqué de presse du conseil des ministres relatif à la surveillance électronique du 25 mars 2005.

RONALD M., STANLEY M . *Self injurious behavior* . American journal of psychiatry, mars 1991, 148 : 3 ; 306-317.

SCHACHTEL M., *La santé en prison : quoi de neuf ?*, revue de l'infirmière, 1997 ; 26 : 13-20.

STOCKS R., SCOTT A., *What happens to patients who frequently harm themselves ? A retrospective one-year outcome study*, British journal of psychiatry, mars 1991, 158 : 375-383.

YAYURA T., Self-mutilation, anorexia and dysmenorrhea in obsessive compulsive disorder. International Journal of Eating Disorders, 1995 ;17 :33-41.

7.5. Publications internes SPF Justice Direction générale Exécution Peines et Mesures

Institut de Perfectionnement des Cadres Pénitentiaires (IPCP), *Droit pénal*, version 10/1998

IPCP, *Procédure pénale*, version 10/1998

IPCP, *Lois particulières*, version 04/1999

IPCP, *Évolution du Système Pénitentiaire*, version 03/2001

IPCP, *Les règles pénitentiaires Européennes*, version 03/2001

COLLIN B., *Justice réparatrice et victimologie*, IPCP 06/2001

VAN MOL F., *Santé et détention, Un avant projet de réglementation de base, partie 1 : Exposé des motifs et commentaire des articles*, S.S.p. 09/2001

VAN MOL F., *Santé et détention, Un avant projet de réglementation de base, partie 2 : Réglementation de base*, S.S.p. 09/2001

VAN MOL F., *Compendium, partie 1 : Réglementation générale*, S.S.p. 2001

VAN MOL F., *Compendium, partie 2 : Soins de santé dans le contexte pénitentiaire*, S.S.p. 2001

VAN MOL F., *Compendium, partie 3 : Notices scientifiques*, S.S.p. 2001

8. Annexes

8.1. Questionnaire en français

Envoyez ce questionnaire complété par mail ou par fax à Michaël Dewitte

02/542.76.13   **michael.dewitte@just.fgov.be**

Nom de la personne qui remplit le questionnaire

Prison

Informations générales sur le détenu

Numéro de registre national	*Données Sidis*
Lieu de naissance	*Données Sidis*
Sexe	*Données Sidis*
Profession	*Données Sidis*
État civil	*Demander au détenu*

Conditions de l'incarcération et de la détention

Statut pénal	prévenu	O	*Données Sidis*
	condamné	O	
	interné	O	
	Semi détention	O	
Motif de l'incarcération:			*Données Sidis*
Date début d'incarcération			*Données Sidis*
Récidiviste ?		Oui O	*Données Sidis*
		Non O	
Date du procès passée ou prévue			*Demander au détenu*
Durée de la peine			*Données Sidis*

99

Reste à purger "à fond de peine"   *Données Sidis*

Date dernière visite   *Données Sidis*

Mutation de cellule au cours des 5 derniers jours   Oui   O   *Données Sidis*

                                                    Non   O

Type de régime carcéral   Normal   O   *Données Sidis*

                                 Puni   O

                                 Cachot   O

                                 Cellule nue O

Nombre de personnes dans la cellule   *Demander à l'assistant*
Pénitentiaire

Travail dans la prison   Oui   O   *Demander à l'assistant*
Pénitentiaire

                                    Non   O

Vie familiale du détenu

Date dernière visite   *Données Sidis*

Qualité du visiteur   *Données Sidis*

Événement familial passé (max. 30 jours)   Oui   O   *Demander au détenu*

                                               Non   O

Événement familial futur (max. 30 jours)   Oui   O   *Demander au détenu*

                                               Non   O

Type d'événement   *Demander au détenu*

Conjoint actuellement   Oui   O   *Demander au détenu*

                                    Non   O

Aspects médicaux

Date de la dernière visite chez le médecin   *Donnée Épicure*

Date de la dernière rencontre avec un psychologue ou un psychiatre   *Donnée Épicure*

Cancer   Oui   O   *Donnée Épicure*

                             Non   O

Maladie dégénérative		Oui	O	_Donnée Épicure_
		Non	O	
Maladie chronique		Oui	O	_Donnée Épicure_
		Non	O	
IST		Oui	O	_Donnée Épicure_
		Non	O	
Toxicomanie		Oui	O	_Donnée Épicure_
		Non	O	
Traitement	Neuroleptique		O	_Donnée Épicure_
	Somnifère		O	_Donnée Épicure_
	Anxiolytique		O	_Donnée Épicure_
	Antidépresseur		O	_Donnée Épicure_
	Autre		O	_Donnée Épicure_

L'automutilation

Date de l'automutilation

Heure de l'automutilation

Lieu dans la prison de l'automutilation   Cellule   O

                                                 Autre   O

Site(s) de l'automutilation

Conséquences de l'automutilation   Urgences   O

                                     Hospitalisations   O

                                     Nombre de jours d'hospitalisation

                                     Nécessité de suture   O

                                     Nombre de points de suture

Impotence fonctionnelle définitive	O	
Cicatrice(s)	O	
Mort	O	

Le patient s'est il déjà automutilé au cours d'une (de cette) incarcération?

Oui	O	*Donnée Épicure*
Non	O	

Le patient s'est il déjà automutilé en dehors d'une incarcération?

Oui	O	*Demander au détenu*
Non	O	

Raison principale de l'automutilation

	Selon le détenu	Selon vous
Chantage vis à vis de l'autorité	O	O
Chantage vis à vis de la famille	O	O
Scarification rituelle	O	O
Recherche d'attention	O	O
Masochisme	O	O
Tentative de suicide	O	O
Manière d'évacuer le stress	O	O
Réaction par rapport à l'extérieur	O	O
Réaction par rapport aux autres détenus	O	O
Réaction par rapport à l'autorité	O	O
Inconnue	O	O
Autre, préciser		

8.2. Questionnaire en néerlandais

Fax dit formulier ingevuld naar 02/542,76,13 of mail het naar

michael.dewitte@just.fgov.be

Naam van de invuller

Gevangenis

Algemene informatie over de gedetineerde

Nationaal nummer	Sidis data
Geboorteplaats	Sidis data
Geslacht	Sidis data
Beroep	Sidis data
Burgerlijke staat	vragen aan de gevangene

Voorwaarden van opsluiting en detentie

Penitentiaire situatie	Verdachte	O	Sidis data
	Veroordeelde	O	
	Geïnterneerde	O	
	Halve vrijheid	O	
Reden van de opsluiting			Sidis data
Begindatum van de opsluiting			Sidis data
Recidivist ?	Ja	O	Sidis data
	Nee	O	
Datum van rechtsgeding			Vragen aan de gevangene
Duur van de straf		Sidis data	
Datum strafeinde		Sidis data	
Verandering van cel in de loop van de laatste 5 dagen	Ja	O	Sidis data
	Nee	O	
Strafregime	Normaal	O	Sidis data
	Gestraft	O	
	Strafcel	O	
	Isoleercel	O	

Met hoeveel personen in een cel			Vraag aan de Penitentiaire
Assistant			
Werk in de gevangenis	Ja	O	
	Nee	O	
Familiaal leven van de gevangene			
Datum van het laatste bezoek			Sidis data
Wie is de bezoeker		Sidis data	
Familiegebeurtenis verleden (max 30 dagen)		Ja O	Vragen aan gevangene
		Nee O	
Familiegebeurtenis in de toekomst (max 30 dagen)		Ja O	Vragen aan
gevangene			
		Nee O	
Soort gebeurtenis		Vragen aan gevangene	
Vrijgezel	Ja O	Vragen aan gevangene	
	Nee O		
Medisch aspect			
Datum van het laatste bezoek aan de dokter			
Datum van de laatste ontmoeting tussen patiënt en psycholoog of psychiater			
Kanker	Ja	O	Epicure data
	Nee	O	
Degeneratieve ziekte	Ja	O	Epicure data
	Nee	O	
Chronische ziekte	Ja	O	Epicure data
	Nee	O	
Druggebruiker	Ja	O	Epicure data
	Nee	O	
SOA	Ja	O	Epicure data
	Nee	O	
BehandelingNeurolepticum		O	Epicure data

Slaapmidel	O
Angstwerend	O
Psychosewerend	O
Antidepressivum	O
Andere psychotroop	O
Andere	O

De automutilatie

Datum van de automutilatie

Tijdstip van de automutilatie

Plaats van de automutilatie in de gevangenis   Cel   O

                                                          Andere   O

Site(s) van de automutilatie

Gevolgen van de automutilatie	Dringende uithaling	O
	Hospitalisaties	O
	Aantal dagen gehospitaliseerd	
	Noodzaak van hechting	O
	Aantal plaatsen van hechting	O
	Noodzaak van steri-strips	O
	Noodzaak van Dermo bond	O
	Definitieve functionele impotentie	O
	Littekens	O
	Dood	O

Nog automutilatie tijdens een opsluiting   Ja   0

                                                    Nee   0

Nog automutilatie buiten een opsluiting

        Ja   0

        Nee   0   Vragen aan gevangene

Hoofdreden van de automutilatie	Volgens de gedetineerde	Volgens u
Chantage van de autoriteiten	0	0
Chantage van de familie	0	0
Rituele snijdingen	0	0
Zoekt aandacht	0	0
Masochisme	0	0
Zelfmoordpoging	0	0
Manier om stress af te reageren	0	0
Reactie naar de buitenwereld	0	0
Reactie naar andere gevangenen toe	0	0
Reactie naar de autoriteit toe	0	0
Onbekend	0	0
Andere, preciseren		

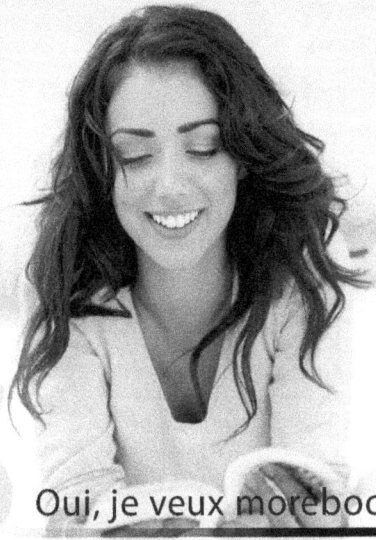

www.ingramcontent.com/pod-product-compliance
Lightning Source LLC
Chambersburg PA
CBHW021116210326
41598CB00017B/1459